I0774263

# Das große Buch der Kretische Diät

## 300 neue leckere und gesunde Rezepte

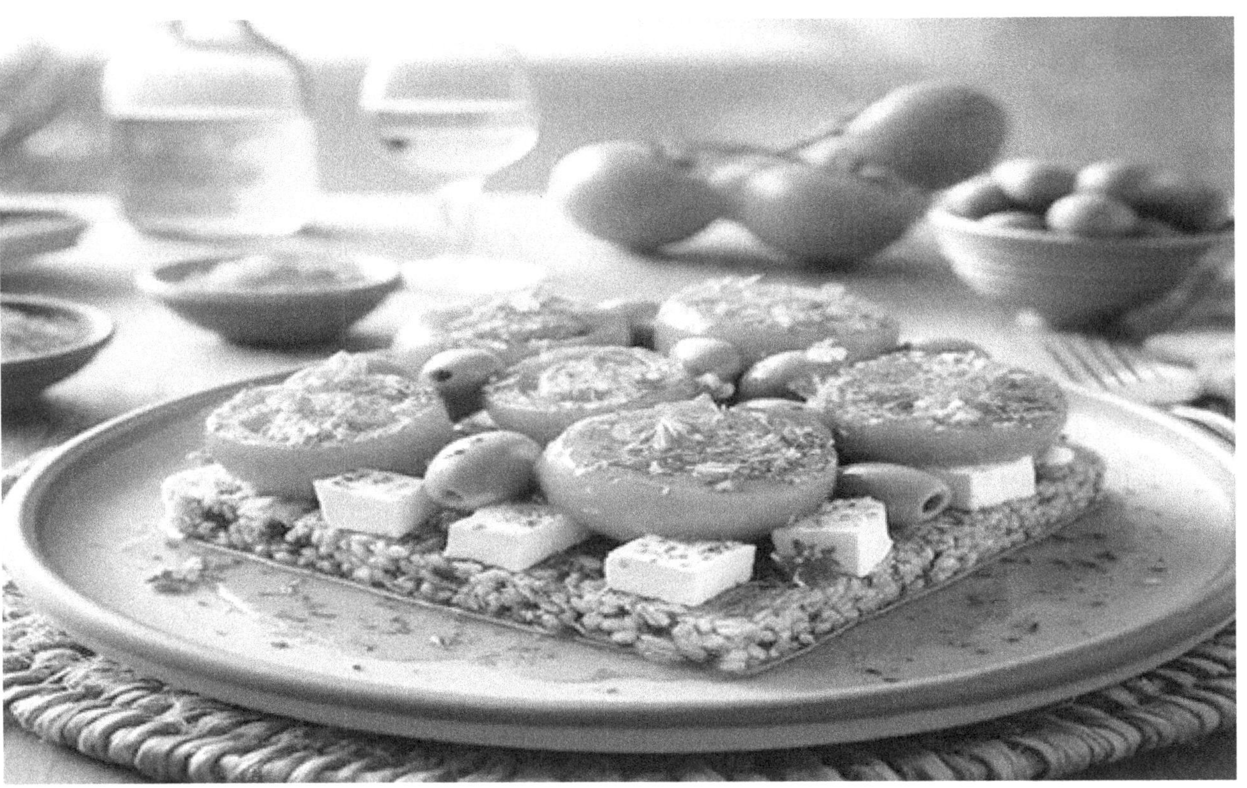

Toni Müller

# Inhaltsverzeichnis

# Einführung

Nutzen Sie unser kulinarisches Abenteuer durch die wunderbare Welt der kretischen Ernährung! In diesem Buch finden Sie eine sorgfältig zusammengestellte Sammlung von 300 einzigartigen Rezepten, die die Essenz der mediterranen Küche einfangen und Ihnen die Geheimnisse einer der gesündesten Ernährungsweisen der Welt näherbringen.

Die kretische Ernährung ist mehr als nur eine Kunst zu essen; Wenn es sich um einen Lebensstil handelt, der sich durch den Genuss frischer, regionaler Zutaten, die Liebe zum Detail und die Freude am gemeinsamen Essen auszeichnet. Unsere Rezepte sind von den traditionellen Aromen Kretas inspiriert und mit modernen Akzenten kombiniert, um Ihnen eine vielfältige und schmackhafte Auswahl zu bieten.

Jedes Rezept in diesem Buch ist so gestaltet, dass es leicht zu befolgen ist, mit klaren Schritt-für-Schritt-Anleitungen, die sowohl Anfängern als auch erfahrenen Köchen gerecht werden. Detaillierte Informationen zu den Inhalten und Einzelheiten der Portionen finden Sie in der Planung Ihrer Mahlzeiten zu erleichtern.

Kapitel für Kapitel, in alphabetischer Reihenfolge geordnet, nehmen wir Sie mit auf eine Reise durch die köstlichen und nährstoffreichen Gerichte Kretas. Erhalten Sie Gerichte, Gerichte, Desserts oder Desserts – wenn Sie sie bestellen, erhalten Sie sie und Sie erhalten sie, Sie erhalten sie und Sie erhalten sie.

Tauchen Sie ein in die Welt der kretischen Küche und lassen Sie sich von der Vielfalt und dem Reichtum dieser traditionellen Ernährung verzaubern. Wir hoffen, dass dieses Buch Ihnen nicht nur als Kochbuch dient, sondern auch als Inspiration für einen gesünderen und genussvolleren Lebensstil.

Guten Appetit und viel Freude beim Kochen!

Die Vorspeisen und Snacks der kretischen Küche sind eine wahre Freude für die Sinne. Sie sind nicht nur köstlich, sondern auch reich an Nährstoffen und voller frischer, regionaler Zutaten. In diesem Kapitel finden Sie eine Auswahl an traditionellen und modernen Rezepten, die sich perfekt als Auftakt zu einem größeren Mahl oder als leichte Zwischenmahlzeit eignen. Von knusprigen Gemüseköstlichkeiten bis hin zu herzhaften Dips und Salaten – diese Vorspeisen werden Ihre Geschmacksnerven verwöhnen und Ihren Appetit anregen.

# Auberginen-Salat (Melitzanosalata)

- Zubereitungszeit: 15 Minuten
- Kochzeit: 40 Minuten
- Portionsgröße: Für 4 Personen

Zutaten :

- 2 große Auberginen
- 1 Knoblauchzehe, gehackt
- 1 Zwiebel, fein gehackt
- 3 EL Olivenöl
- 2 EL Zitronensaft
- Salz und Pfeffer nach Geschmack
- Frische Petersilie zum Garnieren

Anweisungen :

1. Backofen auf 200 °C vorheizen. Auberginen mit einer Gabel einstechen und auf ein Backblech legen.
2. Etwa 40 Minuten im Ofen backen, bis sie weich sind. Aus dem Ofen nehmen und abkühlen lassen.
3. Auberginen schälen und das Fruchtfleisch in eine Schüssel geben.
4. Knoblauch, Zwiebel, Olivenöl und Zitronensaft hinzufügen. Gut vermischen.
5. Mit Salz und Pfeffer abschmecken. Mit frischer Petersilie garnieren und servieren.

# Avocado-Tzatziki

- Zubereitungszeit: 10 Minuten
- Kochzeit: 0 Minuten
- Portionsgröße: Für 4 Personen

Zutaten :

- 1 reife Avocado
- 250 g griechischer Joghurt
- 1 Knoblauchzehe, gehackt
- 1 Gurke, gerieben
- Saft einer halben Zitrone
- 1 EL Olivenöl
- Salz und Pfeffer nach Geschmack
- Frische Minze zum Garnieren

Anweisungen :

1. Avocado entkernen, schälen und das Fruchtfleisch in eine Schüssel geben.
2. Mit einer Gabel zu einer glatten Masse zerdrücken.
3. Joghurt, Knoblauch, Gurke, Zitronensaft und Olivenöl hinzufügen. Gut vermischen.
4. Mit Salz und Pfeffer abschmecken.
5. Mit frischer Minze garnieren und servieren.

# Frittierte Zucchiniblüten

- Zubereitungszeit: 20 Minuten
- Kochzeit: 10 Minuten
- Portionsgröße: Für 4 Personen

Zutaten :

- 12 frische Zucchiniblüten
- 1 Tasse Mehl
- 1 Tasse Mineralwasser
- Salz nach Geschmack
- Olivenöl zum Frittieren

Anweisungen :

1. Zucchiniblüten vorsichtig waschen und trocknen.
2. Mehl und Mineralwasser in einer Schüssel zu einem glatten Teig verrühren. Mit Salz abschmecken.
3. Olivenöl in einer Pfanne erhitzen.
4. Jede Zucchiniblüte in den Teig tauchen und dann im heißen Öl frittieren, bis sie goldbraun und knusprig sind. Auf Küchenpapier abtropfen lassen und warm servieren.

# Gefüllte Weinblätter (Dolmades)

- Zubereitungszeit: 30 Minuten
- Kochzeit: 45 Minuten
- Portionsgröße: Für 4 Personen

## Zutaten :

- 200 g Weinblätter aus dem Glas
- 200 g Rundkornreis
- 1 Zwiebel, fein gehackt
- 2 EL Pinienkerne
- 2 EL Rosinen
- 1 Bund frische Kräuter (Dill, Petersilie, Minze), gehackt
- 3 EL Olivenöl
- Saft einer Zitrone
- Salz und Pfeffer nach Geschmack

## Anweisungen :

1. Weinblätter abspülen und in heißem Wasser blanchieren.
2. Reis in kochendem Wasser 10 Minuten vorkochen und abgießen.
3. Zwiebel in 2 EL Olivenöl anbraten, Pinienkerne und Rosinen hinzufügen und kurz mitbraten.
4. Reis und gehackte Kräuter hinzufügen. Mit Salz und Pfeffer abschmecken.
5. Jeweils einen EL Füllung auf ein Weinblatt geben und zu kleinen Päckchen rollen.
6. Weinblätter dicht an dicht in einen Topf schichten, Zitronensaft und restliches Olivenöl darüber geben.
7. Mit Wasser bedecken und bei niedriger Hitze ca. 45 Minuten garen.

# Hummus

- Zubereitungszeit: 10 Minuten
- Kochzeit: 0 Minuten
- Portionsgröße: Für 4 Personen

## Zutaten :

- 1 Dose Kichererbsen (400 g), abgetropft und abgespült
- 3 EL Tahini
- 2 EL Olivenöl
- 1 Knoblauchzehe
- Saft einer Zitrone
- Salz nach Geschmack
- Paprikapulver und Olivenöl zum Garnieren

## Anweisungen :

1. Kichererbsen, Tahini, Olivenöl, Knoblauch und Zitronensaft in einen Mixer geben und pürieren, bis eine glatte Masse entsteht.
2. Mit Salz abschmecken.
3. Hummus in eine Schüssel geben, mit Paprikapulver bestreuen und mit etwas Olivenöl beträufeln.
4. Mit Fladenbrot oder Gemüsesticks servieren.

# Joghurt-Dip mit Kräutern

- Zubereitungszeit: 10 Minuten
- Kochzeit: 0 Minuten
- Portionsgröße: Für 4 Personen

## Zutaten :

- 500 g griechischer Joghurt
- 1 Knoblauchzehe, gehackt
- 2 EL frische Kräuter (Dill, Petersilie, Schnittlauch), gehackt
- 1 EL Olivenöl
- Salz und Pfeffer nach Geschmack

## Anweisungen :

1. Joghurt in eine Schüssel geben.
2. Knoblauch und gehackte Kräuter hinzufügen.
3. Olivenöl unterrühren und mit Salz und Pfeffer abschmecken.
4. Gut vermischen und kalt servieren.

# Keftedes (Griechische Fleischbällchen)

- Zubereitungszeit: 20 Minuten
- Kochzeit: 15 Minuten
- Portionsgröße: Für 4 Personen

## Zutaten :

- 500 g Hackfleisch (Rind oder Lamm)
- 1 Zwiebel, fein gehackt
- 2 Knoblauchzehen, gehackt
- 2 EL frische Petersilie, gehackt
- 1 TL getrockneter Oregano
- 1 Ei
- 50 g Semmelbrösel
- Salz und Pfeffer nach Geschmack
- Olivenöl zum Braten

## Anweisungen :

1. Hackfleisch, Zwiebel, Knoblauch, Petersilie, Oregano, Ei und Semmelbrösel in einer Schüssel gut vermengen.
2. Mit Salz und Pfeffer abschmecken.
3. Kleine Bällchen formen.
4. Olivenöl in einer Pfanne erhitzen und die Fleischbällchen darin rundherum goldbraun braten.
5. Auf Küchenpapier abtropfen lassen und warm servieren.

# Kichererbsen-Salat

- Zubereitungszeit: 15 Minuten
- Kochzeit: 0 Minuten
- Portionsgröße: Für 4 Personen

## Zutaten :

- 1 Dose Kichererbsen (400 g), abgetropft und abgespült
- 1 rote Paprika, gewürfelt
- 1 Gurke, gewürfelt
- 1 kleine rote Zwiebel, fein gehackt
- 3 EL Olivenöl
- Saft einer Zitrone
- 1 TL Kreuzkümmel
- Salz und Pfeffer nach Geschmack
- Frische Petersilie zum Garnieren

## Anweisungen :

1. Kichererbsen, Paprika, Gurke und Zwiebel in einer Schüssel vermischen.
2. Olivenöl, Zitronensaft und Kreuzkümmel hinzufügen.
3. Mit Salz und Pfeffer abschmecken.
4. Gut vermischen und mit frischer Petersilie garnieren.
5. Sofort servieren oder im Kühlschrank ziehen lassen.

# Linsen-Salat

- Zubereitungszeit: 20 Minuten
- Kochzeit: 25 Minuten
- Portionsgröße: Für 4 Personen

## Zutaten :

- 200 g grüne Linsen
- 1 rote Zwiebel, fein gehackt
- 1 Karotte, gewürfelt
- 1 Selleriestange, gewürfelt
- 3 EL Olivenöl
- 2 EL Rotweinessig
- 1 TL Dijon-Senf
- Salz und Pfeffer nach Geschmack
- Frische Petersilie zum Garnieren

## Anweisungen :

1. Linsen in einem Topf mit Wasser zum Kochen bringen und ca. 25 Minuten garen, bis sie weich sind. Abgießen und abkühlen lassen.
2. In einer großen Schüssel Linsen, Zwiebel, Karotte und Sellerie vermischen.
3. Olivenöl, Essig und Senf in einer kleinen Schüssel verrühren. Mit Salz und Pfeffer abschmecken.
4. Das Dressing über die Linsenmischung geben und gut vermengen.
5. Mit frischer Petersilie garnieren und servieren.

# Luftige Käsebällchen

- Zubereitungszeit: 15 Minuten
- Kochzeit: 20 Minuten
- Portionsgröße: Für 4 Personen

## Zutaten :

- 150 g Feta-Käse, zerbröckelt
- 50 g geriebener Hartkäse (z. B. Parmesan)
- 2 Eier
- 3 EL Mehl
- 1 TL Backpulver
- 1 Bund frische Kräuter (Dill, Petersilie), gehackt
- Salz und Pfeffer nach Geschmack
- Olivenöl zum Braten

## Anweisungen :

1. Feta, Hartkäse, Eier, Mehl, Backpulver und Kräuter in einer Schüssel gut vermengen.
2. Mit Salz und Pfeffer abschmecken.
3. Kleine Bällchen formen.
4. Olivenöl in einer Pfanne erhitzen und die Käsebällchen darin goldbraun braten.
5. Auf Küchenpapier abtropfen lassen und warm servieren.

# Marinierte Oliven

- Zubereitungszeit: 10 Minuten
- Kochzeit: 0 Minuten
- Portionsgröße: Für 4 Personen

## Zutaten :

- 200 g gemischte Oliven
- 2 EL Olivenöl
- 1 Knoblauchzehe, in Scheiben geschnitten
- 1 TL getrockneter Oregano
- Schale einer halben Zitrone, in Streifen geschnitten
- 1 TL rote Pfefferflocken
- Frische Kräuter zum Garnieren (z. B. Thymian, Rosmarin)

## Anweisungen :

1. Oliven in eine Schüssel geben.
2. Olivenöl, Knoblauch, Oregano, Zitronenschale und Pfefferflocken hinzufügen.
3. Gut vermengen und mindestens 2 Stunden im Kühlschrank ziehen lassen.
4. Vor dem Servieren mit frischen Kräutern garnieren.

# Melonensalat mit Feta

- Zubereitungszeit: 15 Minuten
- Kochzeit: 0 Minuten
- Portionsgröße: Für 4 Personen

## Zutaten :

- 1 kleine Wassermelone, gewürfelt
- 200 g Feta-Käse, gewürfelt
- 1 rote Zwiebel, in dünne Scheiben geschnitten
- 3 EL Olivenöl
- Saft einer Limette
- Salz und Pfeffer nach Geschmack
- Frische Minze zum Garnieren

## Anweisungen :

1. Wassermelone, Feta und Zwiebel in eine große Schüssel geben.
2. Olivenöl und Limettensaft darüber träufeln. Mit Salz und Pfeffer abschmecken.
3. Vorsichtig vermengen und mit frischer Minze garnieren. Sofort servieren.

# Nussiger Spinat-Dip

- Zubereitungszeit: 15 Minuten
- Kochzeit: 0 Minuten
- Portionsgröße: Für 4 Personen

## Zutaten :

- 200 g frischer Spinat
- 50 g Walnüsse
- 1 Knoblauchzehe
- 2 EL Olivenöl
- 2 EL Zitronensaft
- Salz und Pfeffer nach Geschmack

## Anweisungen :

1. Spinat, Walnüsse, Knoblauch, Olivenöl und Zitronensaft in einen Mixer geben.
2. Zu einer glatten Masse pürieren. Mit Salz und Pfeffer abschmecken.
3. In eine Schüssel füllen und servieren.

# Oliven-Tapenade

- Zubereitungszeit: 10 Minuten
- Kochzeit: 0 Minuten
- Portionsgröße: Für 4 Personen

## Zutaten :

- 200 g entsteinte schwarze Oliven
- 2 EL Kapern
- 2 Knoblauchzehen
- 3 EL Olivenöl
- Saft einer Zitrone
- Salz und Pfeffer nach Geschmack

## Anweisungen :

1. Oliven, Kapern und Knoblauch in einen Mixer geben.
2. Olivenöl und Zitronensaft hinzufügen.
3. Zu einer glatten Paste pürieren. Mit Salz und Pfeffer abschmecken.
4. In eine Schüssel füllen und servieren.

# Paprika-Hummus

- Zubereitungszeit: 15 Minuten
- Kochzeit: 0 Minuten
- Portionsgröße: Für 4 Personen

Zutaten :

- 1 Dose Kichererbsen (400 g), abgetropft und abgespült
- 1 rote Paprika, geröstet und gehackt
- 3 EL Tahini
- 2 EL Olivenöl
- 1 Knoblauchzehe
- Saft einer Zitrone
- Salz und Pfeffer nach Geschmack

Anweisungen :

1. Kichererbsen, Paprika, Tahini, Olivenöl, Knoblauch und Zitronensaft in einen Mixer geben und pürieren, bis eine glatte Masse entsteht.
2. Mit Salz und Pfeffer abschmecken.
3. Hummus in eine Schüssel geben und servieren.

# Pikante Fetacreme

- Zubereitungszeit: 10 Minuten
- Kochzeit: 0 Minuten
- Portionsgröße: Für 4 Personen

Zutaten :

- 200 g Feta-Käse
- 2 EL griechischer Joghurt
- 1 Knoblauchzehe, gehackt
- 1 TL Paprikapulver
- 2 EL Olivenöl
- Salz und Pfeffer nach Geschmack

Anweisungen :

1. Feta in eine Schüssel geben und mit einer Gabel zerdrücken.
2. Joghurt, Knoblauch und Paprikapulver hinzufügen und gut vermischen.
3. Olivenöl unterrühren und mit Salz und Pfeffer abschmecken.
4. In eine Schüssel füllen und servieren.

# Rote-Bete-Salat

- Zubereitungszeit: 15 Minuten
- Kochzeit: 30 Minuten
- Portionsgröße: Für 4 Personen

Zutaten :

- 4 mittelgroße Rote Beten
- 1 rote Zwiebel, fein gehackt
- 3 EL Olivenöl
- 2 EL Balsamico-Essig
- Salz und Pfeffer nach Geschmack
- Frische Petersilie zum Garnieren

Anweisungen :

1. Rote Beten in einem Topf mit Wasser ca. 30 Minuten kochen, bis sie weich sind. Abkühlen lassen, schälen und in Würfel schneiden.
2. In einer Schüssel Rote Beten, Zwiebel, Olivenöl und Balsamico-Essig vermischen.
3. Mit Salz und Pfeffer abschmecken.
4. Mit frischer Petersilie garnieren und servieren.

# Rucola-Salat mit Parmesanspänen

- Zubereitungszeit: 10 Minuten
- Kochzeit: 0 Minuten
- Portionsgröße: Für 4 Personen

Zutaten :

- 100 g Rucola
- 50 g Parmesanspäne
- 3 EL Olivenöl
- Saft einer Zitrone
- Salz und Pfeffer nach Geschmack

Anweisungen :

1. Rucola waschen und trocken schleudern.
2. In eine Schüssel geben und mit Parmesanspänen bestreuen.
3. Olivenöl und Zitronensaft darüber träufeln.
4. Mit Salz und Pfeffer abschmecken und vorsichtig vermengen.
5. Sofort servieren.

# Saganaki (Gebratener Käse)

- Zubereitungszeit: 10 Minuten
- Kochzeit: 10 Minuten
- Portionsgröße: Für 4 Personen

Zutaten :

- 200 g Kefalotyri-Käse oder Halloumi
- 1 Ei
- 3 EL Mehl
- 3 EL Olivenöl
- Saft einer Zitrone

Anweisungen :

1. Käse in Scheiben schneiden.
2. Ei in einer Schüssel verquirlen und Mehl in eine andere Schüssel geben.
3. Käsescheiben zuerst in Ei und dann in Mehl wenden.
4. Olivenöl in einer Pfanne erhitzen und den Käse darin goldbraun braten.
5. Mit Zitronensaft beträufeln und sofort servieren.

# Spinatsalat mit Orangen

- Zubereitungszeit: 15 Minuten
- Kochzeit: 0 Minuten
- Portionsgröße: Für 4 Personen

Zutaten :

- 200 g frischer Spinat
- 2 Orangen, geschält und in Stücke geschnitten
- 1 rote Zwiebel, in dünne Scheiben geschnitten
- 3 EL Olivenöl
- Saft einer Zitrone
- Salz und Pfeffer nach Geschmack
- Frische Minze zum Garnieren

Anweisungen :

1. Spinat waschen und trocken schleudern.
2. In eine Schüssel geben und mit Orangenstücken und Zwiebelringen vermischen.
3. Olivenöl und Zitronensaft darüber träufeln.
4. Mit Salz und Pfeffer abschmecken und vorsichtig vermengen.
5. Mit frischer Minze garnieren und sofort servieren.

# Tomaten-Gurken-Salat

- Zubereitungszeit: 10 Minuten
- Kochzeit: 0 Minuten
- Portionsgröße: Für 4 Personen

Zutaten :

- 4 Tomaten, gewürfelt
- 1 Gurke, gewürfelt
- 1 rote Zwiebel, fein gehackt
- 3 EL Olivenöl
- 2 EL Rotweinessig
- Salz und Pfeffer nach Geschmack
- Frische Basilikumblätter zum Garnieren

Anweisungen :

1. Tomaten, Gurke und Zwiebel in eine Schüssel geben. Olivenöl und Rotweinessig darüber träufeln.
2. Mit Salz und Pfeffer abschmecken und gut vermengen. Mit frischen Basilikumblättern garnieren und servieren.

# Tzatziki

- Zubereitungszeit: 15 Minuten
- Kochzeit: 0 Minuten
- Portionsgröße: Für 4 Personen

Zutaten :

- 500 g griechischer Joghurt
- 1 Gurke, gerieben
- 2 Knoblauchzehen, gehackt
- 2 EL Olivenöl
- 1 EL Weißweinessig
- Salz und Pfeffer nach Geschmack
- Frischer Dill zum Garnieren

Anweisungen :

1. Die geriebene Gurke in ein sauberes Küchentuch geben und überschüssiges Wasser ausdrücken.
2. In einer Schüssel Joghurt, Gurke, Knoblauch, Olivenöl und Weißweinessig vermischen.
3. Mit Salz und Pfeffer abschmecken. Mit frischem Dill garnieren und kalt servieren.

# Vegetarische Dolmades

- Zubereitungszeit: 30 Minuten
- Kochzeit: 45 Minuten
- Portionsgröße: Für 4 Personen

Zutaten :

- 200 g Weinblätter aus dem Glas
- 200 g Rundkornreis
- 1 Zwiebel, fein gehackt
- 2 EL Pinienkerne
- 2 EL Rosinen
- 1 Bund frische Kräuter (Dill, Petersilie, Minze), gehackt
- 3 EL Olivenöl
- Saft einer Zitrone
- Salz und Pfeffer nach Geschmack

Anweisungen :

1. Weinblätter abspülen und in heißem Wasser blanchieren.
2. Reis in kochendem Wasser 10 Minuten vorkochen und abgießen.
3. Zwiebel in 2 EL Olivenöl anbraten, Pinienkerne und Rosinen hinzufügen und kurz mitbraten.
4. Reis und gehackte Kräuter hinzufügen. Mit Salz und Pfeffer abschmecken.
5. Jeweils einen EL Füllung auf ein Weinblatt geben und zu kleinen Päckchen rollen.
6. Weinblätter dicht an dicht in einen Topf schichten, Zitronensaft und restliches Olivenöl darüber geben. Mit Wasser bedecken und bei niedriger Hitze ca. 45 Minuten garen.

# Ziegenkäse im Weinblatt

- Zubereitungszeit: 20 Minuten
- Kochzeit: 10 Minuten
- Portionsgröße: Für 4 Personen

## Zutaten :

- 8 Weinblätter aus dem Glas, abgetropft
- 200 g Ziegenkäse
- 1 EL Olivenöl
- 1 Zitrone, in Scheiben geschnitten
- Frischer Thymian zum Garnieren

## Anweisungen :

1. Weinblätter abspülen und trocken tupfen.
2. Jedes Weinblatt mit einem Stück Ziegenkäse belegen und zu einem kleinen Päckchen falten.
3. Olivenöl in einer Pfanne erhitzen und die Weinblätter-Päckchen darin anbraten, bis sie goldbraun sind.
4. Mit Zitronenscheiben und frischem Thymian garnieren und warm servieren.

# Kapitel 2: Hauptgerichte

Die Hauptgerichte der kretischen Küche zeichnen sich durch ihre Vielfalt und ihre gesunden, frischen Zutaten aus. Von herzhaften Fleischgerichten bis hin zu köstlichen vegetarischen Speisen – jedes Rezept bringt die Aromen und Traditionen Kretas direkt auf Ihren Tisch. Lassen Sie sich von diesen Gerichten inspirieren und genießen Sie die Fülle der mediterranen Küche.

# Artischocken mit Erbsen (Aginares me Araka)

- Zubereitungszeit: 20 Minuten
- Kochzeit: 40 Minuten
- Portionsgröße: Für 4 Personen

## Zutaten :

- 4 frische Artischocken, geputzt und in Stücke geschnitten
- 200 g Erbsen (frisch oder gefroren)
- 1 Zwiebel, fein gehackt
- 3 EL Olivenöl
- Saft einer Zitrone
- 1 EL Dill, gehackt
- 200 ml Gemüsebrühe
- Salz und Pfeffer nach Geschmack

## Anweisungen :

1. Olivenöl in einem großen Topf erhitzen und die Zwiebel darin glasig dünsten.
2. Artischocken hinzufügen und kurz mitbraten.
3. Erbsen, Zitronensaft, Dill und Gemüsebrühe hinzufügen.
4. Mit Salz und Pfeffer abschmecken und zugedeckt ca. 40 Minuten köcheln lassen, bis die Artischocken weich sind.
5. Warm servieren.

# Auberginenauflauf (Moussaka)

- Zubereitungszeit: 30 Minuten
- Kochzeit: 1 Stunde
- Portionsgröße: Für 6 Personen

## Zutaten :

- 2 große Auberginen, in Scheiben geschnitten
- 500 g Hackfleisch (Lamm oder Rind)
- 1 Zwiebel, fein gehackt
- 2 Knoblauchzehen, gehackt
- 400 g Tomaten, gehackt (frisch oder aus der Dose)
- 3 EL Olivenöl
- 1 TL Zimt
- 1 TL Oregano
- Salz und Pfeffer nach Geschmack
- 500 ml Béchamelsauce
- 100 g geriebener Käse (z. B. Parmesan)

## Anweisungen :

1. Backofen auf 200 °C vorheizen.
2. Auberginenscheiben mit Olivenöl bestreichen und im Ofen ca. 20 Minuten goldbraun backen.
3. In einer Pfanne Olivenöl erhitzen und Zwiebel und Knoblauch darin anbraten. Hackfleisch hinzufügen und krümelig braten.
4. Tomaten, Zimt, Oregano, Salz und Pfeffer hinzufügen und ca. 20 Minuten köcheln lassen.
5. Eine Auflaufform mit einer Schicht Auberginen auslegen, dann eine Schicht Hackfleischmischung darauf verteilen. Diesen Vorgang wiederholen, bis alle Zutaten aufgebraucht sind.
6. Mit Béchamelsauce bedecken und geriebenen Käse darüber streuen.
7. Im Ofen ca. 30 Minuten backen, bis die Oberfläche goldbraun ist.
8. Etwas abkühlen lassen und servieren.

# Bohneneintopf (Fasolada)

- Zubereitungszeit: 15 Minuten
- Kochzeit: 1 Stunde 30 Minuten
- Portionsgröße: Für 6 Personen

Zutaten :

- 500 g weiße Bohnen, über Nacht eingeweicht
- 2 Karotten, in Scheiben geschnitten
- 2 Selleriestangen, in Scheiben geschnitten
- 1 Zwiebel, fein gehackt
- 3 EL Olivenöl
- 400 g Tomaten, gehackt (frisch oder aus der Dose)
- 1 Lorbeerblatt
- Salz und Pfeffer nach Geschmack
- Frische Petersilie zum Garnieren

Anweisungen :

1. Bohnen abgießen und in einem großen Topf mit frischem Wasser zum Kochen bringen. Etwa 10 Minuten kochen, dann abgießen.
2. In demselben Topf Olivenöl erhitzen und Zwiebel, Karotten und Sellerie darin anbraten.
3. Tomaten, Lorbeerblatt und die vorgekochten Bohnen hinzufügen.
4. Mit Wasser bedecken und zum Kochen bringen. Dann die Hitze reduzieren und zugedeckt ca. 1 Stunde 30 Minuten köcheln lassen, bis die Bohnen weich sind.
5. Mit Salz und Pfeffer abschmecken.
6. Mit frischer Petersilie garnieren und servieren.

# Gefüllte Paprika (Gemista)

- Zubereitungszeit: 30 Minuten
- Kochzeit: 1 Stunde
- Portionsgröße: Für 4 Personen

Zutaten :

- 4 große Paprika
- 200 g Rundkornreis
- 1 Zwiebel, fein gehackt
- 2 Tomaten, gehackt
- 2 EL Pinienkerne
- 2 EL Rosinen
- 3 EL Olivenöl
- 1 Bund frische Kräuter (Petersilie, Minze), gehackt
- Salz und Pfeffer nach Geschmack
- 500 ml Gemüsebrühe

Anweisungen :

1. Paprika oben abschneiden und entkernen.
2. Reis in kochendem Wasser 10 Minuten vorkochen und abgießen.
3. In einer Pfanne Olivenöl erhitzen und Zwiebel darin anbraten. Tomaten, Pinienkerne und Rosinen hinzufügen und kurz mitbraten.
4. Reis und gehackte Kräuter hinzufügen. Mit Salz und Pfeffer abschmecken.
5. Die Paprika mit der Reisfüllung füllen und in eine Auflaufform stellen.
6. Gemüsebrühe in die Form gießen und die Paprika im vorgeheizten Ofen bei 180 °C ca. 1 Stunde backen.
7. Warm servieren.

# Hähnchen mit Zitronen und Oliven

- Zubereitungszeit: 20 Minuten
- Kochzeit: 45 Minuten
- Portionsgröße: Für 4 Personen

Zutaten :

- 4 Hähnchenbrustfilets
- 2 Zitronen, in Scheiben geschnitten
- 200 g grüne Oliven
- 1 Zwiebel, in Ringe geschnitten
- 3 EL Olivenöl
- 2 Knoblauchzehen, gehackt
- 1 TL getrockneter Oregano
- Salz und Pfeffer nach Geschmack
- 100 ml Weißwein

Anweisungen :

1. Backofen auf 200 °C vorheizen.
2. Olivenöl in einer Pfanne erhitzen und die Hähnchenbrustfilets von beiden Seiten anbraten, bis sie goldbraun sind. Dann aus der Pfanne nehmen und in eine Auflaufform legen.
3. Zwiebelringe, Knoblauch, Zitronenscheiben und Oliven in die Pfanne geben und kurz anbraten. Mit Oregano, Salz und Pfeffer würzen.
4. Die Mischung über die Hähnchenbrustfilets geben und mit Weißwein begießen.
5. Im Ofen ca. 45 Minuten backen, bis das Hähnchen durchgegart ist.
6. Mit Reis oder Kartoffeln servieren.

# Hammelfleisch mit Kartoffeln (Kleftiko)

- Zubereitungszeit: 30 Minuten
- Kochzeit: 2 Stunden
- Portionsgröße: Für 4 Personen

Zutaten :

- 1 kg Hammelfleisch, in Stücke geschnitten
- 4 Kartoffeln, geschält und geviertelt
- 1 Zwiebel, in Ringe geschnitten
- 4 Knoblauchzehen, gehackt
- 3 EL Olivenöl
- Saft einer Zitrone
- 2 TL getrockneter Oregano
- 200 ml Weißwein
- Salz und Pfeffer nach Geschmack

Anweisungen :

1. Backofen auf 180 °C vorheizen.
2. Olivenöl in einer großen Pfanne erhitzen und das Hammelfleisch darin anbraten, bis es von allen Seiten goldbraun ist.
3. Fleisch aus der Pfanne nehmen und in einen großen Bräter geben.
4. Kartoffeln, Zwiebel, Knoblauch, Zitronensaft und Oregano hinzufügen.
5. Mit Salz und Pfeffer würzen und gut vermischen.
6. Weißwein darüber gießen und den Bräter mit Alufolie abdecken.
7. Im Ofen ca. 2 Stunden schmoren lassen, bis das Fleisch zart ist.
8. Mit frischem Brot servieren.

# Kichererbsen mit Spinat

- Zubereitungszeit: 15 Minuten
- Kochzeit: 20 Minuten
- Portionsgröße: Für 4 Personen

## Zutaten :

- 400 g Kichererbsen, gekocht
- 200 g frischer Spinat
- 1 Zwiebel, fein gehackt
- 2 Knoblauchzehen, gehackt
- 3 EL Olivenöl
- 1 TL Kreuzkümmel
- Saft einer Zitrone
- Salz und Pfeffer nach Geschmack

## Anweisungen :

1. Olivenöl in einer großen Pfanne erhitzen und Zwiebel und Knoblauch darin anbraten.
2. Kichererbsen und Kreuzkümmel hinzufügen und kurz mitbraten.
3. Spinat hinzufügen und unter Rühren garen, bis er zusammenfällt.
4. Mit Zitronensaft, Salz und Pfeffer abschmecken.
5. Warm servieren.

# Kreta-Hähnchen (Kotopoulo Kritiko)

- Zubereitungszeit: 20 Minuten
- Kochzeit: 1 Stunde
- Portionsgröße: Für 4 Personen

## Zutaten :

- 4 Hähnchenschenkel
- 200 g grüne Bohnen
- 2 Tomaten, gehackt
- 1 Zwiebel, fein gehackt
- 3 EL Olivenöl
- 2 Knoblauchzehen, gehackt
- 1 TL getrockneter Oregano
- Saft einer Zitrone
- Salz und Pfeffer nach Geschmack

## Anweisungen :

1. Backofen auf 180 °C vorheizen.
2. Olivenöl in einer großen Pfanne erhitzen und die Hähnchenschenkel darin anbraten, bis sie goldbraun sind.
3. Hähnchenschenkel aus der Pfanne nehmen und in einen großen Bräter geben.
4. Zwiebel und Knoblauch in derselben Pfanne anbraten, bis sie weich sind.
5. Tomaten, grüne Bohnen und Oregano hinzufügen und kurz mitbraten.
6. Die Mischung über die Hähnchenschenkel geben.
7. Mit Zitronensaft, Salz und Pfeffer würzen.
8. Im Ofen ca. 1 Stunde backen, bis das Hähnchen durchgegart ist.
9. Mit Reis oder Kartoffeln servieren.

# Lammkoteletts mit Rosmarin

- Zubereitungszeit: 10 Minuten
- Kochzeit: 15 Minuten
- Portionsgröße: Für 4 Personen

## Zutaten :

- 8 Lammkoteletts
- 3 EL Olivenöl
- 2 Knoblauchzehen, gehackt
- 1 EL frischer Rosmarin, gehackt
- Saft einer Zitrone
- Salz und Pfeffer nach Geschmack

## Anweisungen :

1. Olivenöl, Knoblauch, Rosmarin und Zitronensaft in einer Schüssel vermischen.
2. Lammkoteletts in die Marinade legen und mindestens 30 Minuten ziehen lassen.
3. Eine Pfanne erhitzen und die Lammkoteletts darin von beiden Seiten jeweils 3-4 Minuten braten, bis sie medium-rare sind.
4. Mit Salz und Pfeffer abschmecken und servieren.

# Linsensuppe

- Zubereitungszeit: 15 Minuten
- Kochzeit: 40 Minuten
- Portionsgröße: Für 4 Personen

## Zutaten :

- 200 g grüne Linsen
- 1 Zwiebel, fein gehackt
- 2 Karotten, in Scheiben geschnitten
- 2 Selleriestangen, in Scheiben geschnitten
- 3 EL Olivenöl
- 2 Knoblauchzehen, gehackt
- 400 g Tomaten, gehackt (frisch oder aus der Dose)
- 1 Lorbeerblatt
- 1 TL Kreuzkümmel
- Salz und Pfeffer nach Geschmack
- Frische Petersilie zum Garnieren

## Anweisungen :

1. Linsen in einem Topf mit Wasser zum Kochen bringen und 10 Minuten köcheln lassen. Abgießen und beiseite stellen.
2. In einem großen Topf Olivenöl erhitzen und Zwiebel, Karotten, Sellerie und Knoblauch darin anbraten.
3. Tomaten, Lorbeerblatt, Kreuzkümmel und Linsen hinzufügen.
4. Mit Wasser bedecken und zum Kochen bringen. Dann die Hitze reduzieren und ca. 30 Minuten köcheln lassen, bis die Linsen weich sind.
5. Mit Salz und Pfeffer abschmecken.
6. Mit frischer Petersilie garnieren und servieren.

# Okraschoten in Tomatensauce

- Zubereitungszeit: 20 Minuten
- Kochzeit: 40 Minuten
- Portionsgröße: Für 4 Personen

## Zutaten :

- 500 g Okraschoten, geputzt
- 1 Zwiebel, fein gehackt
- 2 Knoblauchzehen, gehackt
- 400 g Tomaten, gehackt (frisch oder aus der Dose)
- 3 EL Olivenöl
- 1 TL getrockneter Oregano
- Saft einer Zitrone
- Salz und Pfeffer nach Geschmack

## Anweisungen :

1. Olivenöl in einem großen Topf erhitzen und Zwiebel und Knoblauch darin anbraten.
2. Okraschoten hinzufügen und kurz mitbraten.
3. Tomaten, Oregano und Zitronensaft hinzufügen.
4. Mit Salz und Pfeffer abschmecken und zugedeckt ca. 40 Minuten köcheln lassen, bis die Okraschoten weich sind.
5. Warm servieren.

# Pilzrisotto

- Zubereitungszeit: 15 Minuten
- Kochzeit: 30 Minuten
- Portionsgröße: Für 4 Personen

## Zutaten :

- 200 g Risottoreis
- 200 g Champignons, in Scheiben geschnitten
- 1 Zwiebel, fein gehackt
- 2 Knoblauchzehen, gehackt
- 3 EL Olivenöl
- 100 ml Weißwein
- 1 l Gemüsebrühe
- 50 g geriebener Parmesan
- 2 EL Butter
- Salz und Pfeffer nach Geschmack
- Frische Petersilie zum Garnieren

## Anweisungen :

1. Olivenöl in einem großen Topf erhitzen und Zwiebel und Knoblauch darin anbraten.
2. Reis hinzufügen und unter Rühren glasig dünsten.
3. Mit Weißwein ablöschen und unter Rühren einkochen lassen.
4. Nach und nach die Gemüsebrühe hinzufügen und unter ständigem Rühren einkochen lassen, bis der Reis gar und cremig ist.
5. Champignons in einer separaten Pfanne anbraten und zum Risotto geben.
6. Parmesan und Butter unter das Risotto rühren.
7. Mit Salz und Pfeffer abschmecken und mit frischer Petersilie garnieren.
8. Sofort servieren.

# Quiche mit Spinat und Feta

- Zubereitungszeit: 20 Minuten
- Kochzeit: 40 Minuten
- Portionsgröße: Für 4 Personen

## Zutaten :

- 1 Blätterteigrolle
- 200 g frischer Spinat
- 150 g Feta, zerbröckelt
- 3 Eier
- 200 ml Sahne
- Salz und Pfeffer nach Geschmack
- Muskatnuss nach Geschmack

## Anweisungen :

1. Backofen auf 180 °C vorheizen.
2. Blätterteig in eine Quicheform legen und den Boden mit einer Gabel einstechen.
3. Spinat in einer Pfanne kurz anbraten, bis er zusammenfällt, und gut abtropfen lassen.
4. Spinat auf dem Blätterteig verteilen und den Feta darüber streuen.
5. Eier und Sahne in einer Schüssel verquirlen, mit Salz, Pfeffer und Muskatnuss würzen.
6. Die Eier-Sahne-Mischung über den Spinat und Feta gießen.
7. Im Ofen ca. 40 Minuten backen, bis die Quiche goldbraun und fest ist.
8. Warm oder kalt servieren.

# Quinoa-Salat mit Gemüse

- Zubereitungszeit: 15 Minuten
- Kochzeit: 15 Minuten
- Portionsgröße: Für 4 Personen

## Zutaten :

- 200 g Quinoa
- 1 rote Paprika, gewürfelt
- 1 Gurke, gewürfelt
- 1 kleine rote Zwiebel, fein gehackt
- 200 g Kirschtomaten, halbiert
- 3 EL Olivenöl
- Saft einer Zitrone
- 1 TL Kreuzkümmel
- Salz und Pfeffer nach Geschmack
- Frische Petersilie zum Garnieren

## Anweisungen :

1. Quinoa nach Packungsanweisung kochen und abkühlen lassen.
2. Paprika, Gurke, Zwiebel und Kirschtomaten in eine große Schüssel geben.
3. Olivenöl, Zitronensaft und Kreuzkümmel hinzufügen.
4. Mit Salz und Pfeffer abschmecken und gut vermengen.
5. Abgekühlte Quinoa unterheben und mit frischer Petersilie garnieren.
6. Sofort servieren oder im Kühlschrank ziehen lassen.

# Rinderfilet mit Kräuterkruste

- Zubereitungszeit: 20 Minuten
- Kochzeit: 25 Minuten
- Portionsgröße: Für 4 Personen

## Zutaten :

- 4 Rinderfilets
- 3 EL Olivenöl
- 2 Knoblauchzehen, gehackt
- 1 EL frische Kräuter (Rosmarin, Thymian, Petersilie), gehackt
- Salz und Pfeffer nach Geschmack
- 100 g Semmelbrösel
- 50 g geriebener Parmesan

## Anweisungen :

1. Backofen auf 200 °C vorheizen.
2. Olivenöl in einer Pfanne erhitzen und die Rinderfilets von beiden Seiten anbraten, bis sie goldbraun sind.
3. Filets aus der Pfanne nehmen und in eine Auflaufform legen.
4. Knoblauch und Kräuter in einer Schüssel mit Semmelbröseln und Parmesan vermischen.
5. Die Kräutermischung auf die Filets drücken.
6. Im Ofen ca. 10 Minuten backen, bis die Kruste goldbraun ist und das Fleisch den gewünschten Gargrad erreicht hat.
7. Mit Beilagen nach Wahl servieren.

# Spinat-Linsen-Dal

- Zubereitungszeit: 15 Minuten
- Kochzeit: 30 Minuten
- Portionsgröße: Für 4 Personen

## Zutaten :

- 200 g rote Linsen
- 200 g frischer Spinat
- 1 Zwiebel, fein gehackt
- 2 Knoblauchzehen, gehackt
- 3 EL Olivenöl
- 1 TL Kreuzkümmel
- 1 TL Kurkuma
- 400 ml Kokosmilch
- Saft einer Zitrone
- Salz und Pfeffer nach Geschmack

## Anweisungen :

1. Olivenöl in einem großen Topf erhitzen und Zwiebel und Knoblauch darin anbraten.
2. Kreuzkümmel und Kurkuma hinzufügen und kurz mitbraten.
3. Linsen und Kokosmilch hinzufügen und zum Kochen bringen.
4. Hitze reduzieren und ca. 20 Minuten köcheln lassen, bis die Linsen weich sind.
5. Spinat hinzufügen und unter Rühren garen, bis er zusammenfällt.
6. Mit Zitronensaft, Salz und Pfeffer abschmecken.
7. Warm servieren.

# Tomaten-Reis (Ntomatorizo)

- Zubereitungszeit: 10 Minuten
- Kochzeit: 25 Minuten
- Portionsgröße: Für 4 Personen

## Zutaten :

- 200 g Langkornreis
- 4 Tomaten, gehackt
- 1 Zwiebel, fein gehackt
- 2 Knoblauchzehen, gehackt
- 3 EL Olivenöl
- 1 TL getrockneter Oregano
- Salz und Pfeffer nach Geschmack
- 500 ml Gemüsebrühe

## Anweisungen :

1. Olivenöl in einem großen Topf erhitzen und Zwiebel und Knoblauch darin anbraten.
2. Reis hinzufügen und unter Rühren glasig dünsten.
3. Tomaten und Oregano hinzufügen und kurz mitbraten.
4. Mit Gemüsebrühe ablöschen und zum Kochen bringen.
5. Hitze reduzieren und zugedeckt ca. 20 Minuten köcheln lassen, bis der Reis gar ist und die Flüssigkeit aufgenommen wurde.
6. Mit Salz und Pfeffer abschmecken und servieren.

# Vegetarische Moussaka

- Zubereitungszeit: 30 Minuten
- Kochzeit: 1 Stunde
- Portionsgröße: Für 6 Personen

## Zutaten :

- 2 große Auberginen, in Scheiben geschnitten
- 200 g Linsen, gekocht
- 1 Zwiebel, fein gehackt
- 2 Knoblauchzehen, gehackt
- 400 g Tomaten, gehackt (frisch oder aus der Dose)
- 3 EL Olivenöl
- 1 TL Zimt
- 1 TL Oregano
- Salz und Pfeffer nach Geschmack
- 500 ml Béchamelsauce
- 100 g geriebener Käse (z. B. Parmesan)

## Anweisungen :

1. Backofen auf 200 °C vorheizen.
2. Auberginenscheiben mit Olivenöl bestreichen und im Ofen ca. 20 Minuten goldbraun backen.
3. In einer Pfanne Olivenöl erhitzen und Zwiebel und Knoblauch darin anbraten. Linsen und Tomaten hinzufügen und ca. 20 Minuten köcheln lassen.
4. Mit Zimt, Oregano, Salz und Pfeffer abschmecken.
5. Eine Auflaufform mit einer Schicht Auberginen auslegen, dann eine Schicht Linsen-Tomaten-Mischung darauf verteilen. Diesen Vorgang wiederholen, bis alle Zutaten aufgebraucht sind.
6. Mit Béchamelsauce bedecken und geriebenen Käse darüber streuen.
7. Im Ofen ca. 30 Minuten backen, bis die Oberfläche goldbraun ist.
8. Etwas abkühlen lassen und servieren.

# Zitronen-Rosmarin-Hähnchen

- Zubereitungszeit: 20 Minuten
- Kochzeit: 1 Stunde
- Portionsgröße: Für 4 Personen

Zutaten :

- 4 Hähnchenschenkel
- 2 Zitronen, in Scheiben geschnitten
- 3 EL Olivenöl
- 2 Knoblauchzehen, gehackt
- 2 EL frischer Rosmarin, gehackt
- Salz und Pfeffer nach Geschmack
- 200 ml Weißwein

Anweisungen :

1. Backofen auf 180 °C vorheizen.
2. Olivenöl, Knoblauch, Rosmarin und Zitronensaft in einer Schüssel vermischen.
3. Hähnchenschenkel in eine Auflaufform legen und mit der Zitronen-Rosmarin-Marinade übergießen.
4. Zitronenscheiben um die Hähnchenschenkel legen.
5. Mit Salz und Pfeffer würzen.
6. Weißwein in die Auflaufform gießen.
7. Im Ofen ca. 1 Stunde backen, bis das Hähnchen durchgegart ist.
8. Mit Beilagen nach Wahl servieren.

# Zucchini-Keftedes

- Zubereitungszeit: 20 Minuten
- Kochzeit: 15 Minuten
- Portionsgröße: Für 4 Personen

Zutaten :

- 2 große Zucchini, gerieben
- 1 Zwiebel, fein gehackt
- 2 Knoblauchzehen, gehackt
- 100 g Feta, zerbröckelt
- 2 Eier
- 3 EL Mehl
- 1 TL Backpulver
- 1 Bund frische Kräuter (Dill, Petersilie), gehackt
- Salz und Pfeffer nach Geschmack
- Olivenöl zum Braten

Anweisungen :

1. Die geriebenen Zucchini in ein sauberes Küchentuch geben und überschüssiges Wasser ausdrücken.
2. Zucchini, Zwiebel, Knoblauch, Feta, Eier, Mehl, Backpulver und Kräuter in einer Schüssel gut vermengen.
3. Mit Salz und Pfeffer abschmecken.
4. Kleine Bällchen formen.
5. Olivenöl in einer Pfanne erhitzen und die Zucchini-Keftedes darin goldbraun braten.
6. Auf Küchenpapier abtropfen lassen und warm servieren.

# Kapitel 3: Beilagen und Salate

Die Beilagen und Salate der kretischen Küche sind eine perfekte Ergänzung zu jedem Hauptgericht. Sie sind leicht, erfrischend und reich an gesunden Zutaten, die den Geschmack des Mittelmeers auf Ihren Tisch bringen. Entdecken Sie eine Vielzahl an Rezepten, die sowohl alleine als auch als Begleitung zu anderen Gerichten genossen werden können.

# Auberginenpüree (Melitzanosalata)

- Zubereitungszeit: 15 Minuten
- Kochzeit: 40 Minuten
- Portionsgröße: Für 4 Personen

## Zutaten :

- 2 große Auberginen
- 1 Knoblauchzehe, gehackt
- 3 EL Olivenöl
- 2 EL Zitronensaft
- Salz und Pfeffer nach Geschmack
- Frische Petersilie zum Garnieren

## Anweisungen :

1. Backofen auf 200 °C vorheizen.
2. Auberginen mit einer Gabel einstechen und auf ein Backblech legen.
3. Etwa 40 Minuten im Ofen backen, bis sie weich sind. Abkühlen lassen.
4. Auberginen schälen und das Fruchtfleisch in eine Schüssel geben.
5. Knoblauch, Olivenöl und Zitronensaft hinzufügen. Gut vermischen.
6. Mit Salz und Pfeffer abschmecken.
7. Mit frischer Petersilie garnieren und servieren.

# Avocado-Gurkensalat

- Zubereitungszeit: 15 Minuten
- Kochzeit: 0 Minuten
- Portionsgröße: Für 4 Personen

## Zutaten :

- 2 Avocados, in Würfel geschnitten
- 1 Gurke, in Scheiben geschnitten
- 1 kleine rote Zwiebel, in dünne Scheiben geschnitten
- 3 EL Olivenöl
- Saft einer Zitrone
- Salz und Pfeffer nach Geschmack
- Frische Minze zum Garnieren

## Anweisungen :

1. Avocado, Gurke und Zwiebel in eine Schüssel geben.
2. Olivenöl und Zitronensaft hinzufügen.
3. Mit Salz und Pfeffer abschmecken und gut vermischen.
4. Mit frischer Minze garnieren und servieren.

# Auberginensalat

- Zubereitungszeit: 15 Minuten
- Kochzeit: 40 Minuten
- Portionsgröße: Für 4 Personen

## Zutaten :

- 2 große Auberginen
- 1 rote Paprika, fein gehackt
- 1 Zwiebel, fein gehackt
- 2 Knoblauchzehen, gehackt
- 3 EL Olivenöl
- 2 EL Weißweinessig
- Salz und Pfeffer nach Geschmack
- Frische Petersilie zum Garnieren

## Anweisungen :

1. Backofen auf 200 °C vorheizen.
2. Auberginen mit einer Gabel einstechen und auf ein Backblech legen.
3. Etwa 40 Minuten im Ofen backen, bis sie weich sind. Abkühlen lassen.
4. Auberginen schälen und das Fruchtfleisch in eine Schüssel geben.
5. Paprika, Zwiebel und Knoblauch hinzufügen.
6. Olivenöl und Weißweinessig hinzufügen und gut vermischen.
7. Mit Salz und Pfeffer abschmecken.
8. Mit frischer Petersilie garnieren und servieren.

# Bohnensalat

- Zubereitungszeit: 15 Minuten
- Kochzeit: 10 Minuten
- Portionsgröße: Für 4 Personen

## Zutaten :

- 400 g grüne Bohnen, geputzt und halbiert
- 1 rote Zwiebel, in dünne Scheiben geschnitten
- 3 EL Olivenöl
- 2 EL Rotweinessig
- 1 TL Dijon-Senf
- Salz und Pfeffer nach Geschmack
- Frische Petersilie zum Garnieren

## Anweisungen :

1. Bohnen in kochendem Wasser 5-7 Minuten blanchieren, bis sie weich sind. Abgießen und abkühlen lassen.
2. Zwiebel, Olivenöl, Essig und Senf in eine Schüssel geben und gut vermischen.
3. Bohnen hinzufügen und gut vermengen.
4. Mit Salz und Pfeffer abschmecken.
5. Mit frischer Petersilie garnieren und servieren.

# Brokkolisalat mit Mandeln

- Zubereitungszeit: 15 Minuten
- Kochzeit: 5 Minuten
- Portionsgröße: Für 4 Personen

Zutaten :

- 500 g Brokkoli, in Röschen geteilt
- 50 g Mandeln, gehobelt
- 1 rote Zwiebel, fein gehackt
- 3 EL Olivenöl
- 2 EL Zitronensaft
- Salz und Pfeffer nach Geschmack

Anweisungen :

1. Brokkoli in kochendem Wasser 3-5 Minuten blanchieren, bis er weich ist. Abgießen und abkühlen lassen. Mandeln in einer Pfanne ohne Öl rösten, bis sie goldbraun sind.
2. Brokkoli, Mandeln und Zwiebel in eine Schüssel geben.
3. Olivenöl und Zitronensaft hinzufügen und gut vermischen.
4. Mit Salz und Pfeffer abschmecken und servieren.

# Bulgursalat mit Tomaten und Kräutern

- Zubereitungszeit: 20 Minuten
- Kochzeit: 10 Minuten
- Portionsgröße: Für 4 Personen

Zutaten :

- 200 g Bulgur
- 4 Tomaten, gewürfelt
- 1 Gurke, gewürfelt
- 1 kleine rote Zwiebel, fein gehackt
- 1 Bund Petersilie, gehackt
- 1 Bund Minze, gehackt
- 3 EL Olivenöl
- Saft einer Zitrone
- Salz und Pfeffer nach Geschmack

Anweisungen :

1. Bulgur nach Packungsanweisung kochen und abkühlen lassen.
2. Tomaten, Gurke, Zwiebel, Petersilie und Minze in eine große Schüssel geben.
3. Bulgur hinzufügen und gut vermischen.
4. Olivenöl und Zitronensaft hinzufügen und gut vermengen.
5. Mit Salz und Pfeffer abschmecken und servieren.

# Caprese-Salat

- Zubereitungszeit: 10 Minuten
- Kochzeit: 0 Minuten
- Portionsgröße: Für 4 Personen

Zutaten :

- 4 Tomaten, in Scheiben geschnitten
- 200 g Mozzarella, in Scheiben geschnitten
- Frische Basilikumblätter
- 3 EL Olivenöl
- 1 EL Balsamico-Essig
- Salz und Pfeffer nach Geschmack

Anweisungen :

1. Tomaten- und Mozzarellascheiben abwechselnd auf einem Teller anordnen.
2. Basilikumblätter darüber streuen.
3. Olivenöl und Balsamico-Essig darüber träufeln.
4. Mit Salz und Pfeffer abschmecken. Sofort servieren.

# Couscous-Salat

- Zubereitungszeit: 15 Minuten
- Kochzeit: 5 Minuten

## Zutaten :

- 200 g Couscous
- 1 rote Paprika, gewürfelt
- 1 Gurke, gewürfelt
- 1 kleine rote Zwiebel, fein gehackt
- 200 g Kirschtomaten, halbiert

- Portionsgröße: Für 4 Personen

- 3 EL Olivenöl
- Saft einer Zitrone
- Salz und Pfeffer nach Geschmack
- Frische Minze zum Garnieren

## Anweisungen :

1. Couscous nach Packungsanweisung zubereiten und abkühlen lassen.
2. Paprika, Gurke, Zwiebel und Kirschtomaten in eine große Schüssel geben.
3. Couscous hinzufügen und gut vermischen.
4. Olivenöl und Zitronensaft hinzufügen und gut vermengen.
5. Mit Salz und Pfeffer abschmecken.
6. Mit frischer Minze garnieren und servieren.

# Cremiger Kartoffelsalat

- Zubereitungszeit: 20 Minuten
- Kochzeit: 20 Minuten

- Portionsgröße: Für 4 Personen

## Zutaten :

- 800 g Kartoffeln, geschält und in Würfel geschnitten
- 1 Zwiebel, fein gehackt
- 3 EL Olivenöl
- 3 EL Mayonnaise

- 1 EL Senf
- 1 TL Weißweinessig
- Salz und Pfeffer nach Geschmack
- Frische Petersilie zum Garnieren

## Anweisungen :

1. Kartoffeln in kochendem Wasser ca. 15-20 Minuten garen, bis sie weich sind. Abgießen und abkühlen lassen.
2. Zwiebel, Olivenöl, Mayonnaise, Senf und Essig in eine Schüssel geben und gut vermischen.
3. Kartoffeln hinzufügen und vorsichtig unterheben.
4. Mit Salz und Pfeffer abschmecken.
5. Mit frischer Petersilie garnieren und servieren.

# Dillkartoffeln

- Zubereitungszeit: 10 Minuten
- Kochzeit: 20 Minuten
- Portionsgröße: Für 4 Personen

Zutaten :

- 800 g neue Kartoffeln, geviertelt
- 3 EL Olivenöl
- 2 EL frischer Dill, gehackt
- Saft einer Zitrone
- Salz und Pfeffer nach Geschmack

Anweisungen :

1. Kartoffeln in kochendem Wasser ca. 15-20 Minuten garen, bis sie weich sind. Abgießen und abkühlen lassen.
2. Olivenöl, Dill und Zitronensaft in eine Schüssel geben und gut vermischen.
3. Kartoffeln hinzufügen und vorsichtig unterheben.
4. Mit Salz und Pfeffer abschmecken.
5. Warm oder kalt servieren.

# Dinkel-Gemüse-Salat

- Zubereitungszeit: 20 Minuten
- Kochzeit: 30 Minuten
- Portionsgröße: Für 4 Personen

Zutaten :

- 200 g Dinkel
- 1 rote Paprika, gewürfelt
- 1 gelbe Paprika, gewürfelt
- 1 Gurke, gewürfelt
- 1 kleine rote Zwiebel, fein gehackt
- 3 EL Olivenöl
- Saft einer Zitrone
- Salz und Pfeffer nach Geschmack
- Frische Petersilie zum Garnieren

Anweisungen :

1. Dinkel nach Packungsanweisung kochen und abkühlen lassen.
2. Paprika, Gurke und Zwiebel in eine große Schüssel geben.
3. Dinkel hinzufügen und gut vermischen.
4. Olivenöl und Zitronensaft hinzufügen und gut vermengen.
5. Mit Salz und Pfeffer abschmecken.
6. Mit frischer Petersilie garnieren und servieren.

# Eingelegte Paprika

- Zubereitungszeit: 15 Minuten
- Kochzeit: 0 Minuten
- Portionsgröße: Für 4 Personen

Zutaten :

- 4 rote Paprika, in Streifen geschnitten
- 2 Knoblauchzehen, in Scheiben geschnitten
- 3 EL Olivenöl
- 2 EL Weißweinessig
- 1 TL getrockneter Oregano
- Salz und Pfeffer nach Geschmack

Anweisungen :

1. Paprikastreifen in eine Schüssel geben.
2. Knoblauch, Olivenöl, Essig und Oregano hinzufügen.
3. Mit Salz und Pfeffer abschmecken und gut vermischen.
4. Abdecken und mindestens 2 Stunden im Kühlschrank ziehen lassen.
5. Kalt servieren.

# Eiersalat mit Schnittlauch

- Zubereitungszeit: 10 Minuten
- Kochzeit: 10 Minuten
- Portionsgröße: Für 4 Personen

Zutaten :

- 6 Eier
- 3 EL Mayonnaise
- 1 EL Senf
- 2 EL Schnittlauch, gehackt
- Salz und Pfeffer nach Geschmack

Anweisungen :

1. Eier in kochendem Wasser 8-10 Minuten hart kochen. Abkühlen lassen, schälen und in Würfel schneiden.
2. Mayonnaise, Senf und Schnittlauch in eine Schüssel geben und gut vermischen.
3. Eier hinzufügen und vorsichtig unterheben.
4. Mit Salz und Pfeffer abschmecken.
5. Kalt servieren.

# Erbsensalat mit Minze

- Zubereitungszeit: 10 Minuten
- Kochzeit: 5 Minuten
- Portionsgröße: Für 4 Personen

Zutaten :

- 400 g Erbsen (frisch oder gefroren)
- 3 EL Olivenöl
- 2 EL Zitronensaft
- 1 TL Dijon-Senf
- 1 Bund frische Minze, gehackt
- Salz und Pfeffer nach Geschmack

Anweisungen :

1. Erbsen in kochendem Wasser 3-5 Minuten blanchieren, bis sie weich sind. Abgießen und abkühlen lassen. Olivenöl, Zitronensaft und Senf in eine Schüssel geben und gut vermischen.
2. Erbsen hinzufügen und gut vermengen.
3. Mit Salz und Pfeffer abschmecken.
4. Mit frischer Minze garnieren und servieren.

# Fenchelsalat

- Zubereitungszeit: 10 Minuten
- Kochzeit: 0 Minuten
- Portionsgröße: Für 4 Personen

Zutaten :

- 2 Fenchelknollen, in dünne Scheiben geschnitten
- 1 Orange, geschält und in Stücke geschnitten
- 3 EL Olivenöl
- Saft einer Zitrone
- Salz und Pfeffer nach Geschmack
- Frische Petersilie zum Garnieren

Anweisungen :

1. Fenchel und Orange in eine Schüssel geben.
2. Olivenöl und Zitronensaft hinzufügen.
3. Mit Salz und Pfeffer abschmecken und gut vermischen.
4. Mit frischer Petersilie garnieren und servieren.

# Feta-Gurken-Salat

- Zubereitungszeit: 10 Minuten
- Kochzeit: 0 Minuten
- Portionsgröße: Für 4 Personen

Zutaten :

- 1 Gurke, in Scheiben geschnitten
- 200 g Feta, gewürfelt
- 1 rote Zwiebel, in dünne Scheiben geschnitten
- 3 EL Olivenöl
- Saft einer Zitrone
- Salz und Pfeffer nach Geschmack
- Frische Minze zum Garnieren

Anweisungen :

1. Gurke, Feta und Zwiebel in eine Schüssel geben.
2. Olivenöl und Zitronensaft hinzufügen.
3. Mit Salz und Pfeffer abschmecken und gut vermischen.
4. Mit frischer Minze garnieren und servieren.

# Frischer Tomatensalat

- Zubereitungszeit: 10 Minuten
- Kochzeit: 0 Minuten
- Portionsgröße: Für 4 Personen

Zutaten :

- 4 Tomaten, in Scheiben geschnitten
- 1 kleine rote Zwiebel, in dünne Scheiben geschnitten
- 3 EL Olivenöl
- 2 EL Rotweinessig
- Salz und Pfeffer nach Geschmack
- Frische Basilikumblätter zum Garnieren

Anweisungen :

1. Tomaten und Zwiebel in eine Schüssel geben.
2. Olivenöl und Essig hinzufügen.
3. Mit Salz und Pfeffer abschmecken und gut vermischen.
4. Mit frischen Basilikumblättern garnieren und servieren.

# Gurkensalat mit Joghurt

- Zubereitungszeit: 10 Minuten
- Kochzeit: 0 Minuten
- Portionsgröße: Für 4 Personen

## Zutaten :

- 2 Gurken, in Scheiben geschnitten
- 200 g griechischer Joghurt
- 1 Knoblauchzehe, gehackt
- 2 EL Olivenöl
- 1 EL Weißweinessig
- Salz und Pfeffer nach Geschmack
- Frischer Dill zum Garnieren

## Anweisungen :

1. Gurken in eine Schüssel geben.
2. Joghurt, Knoblauch, Olivenöl und Essig hinzufügen und gut vermischen.
3. Mit Salz und Pfeffer abschmecken.
4. Mit frischem Dill garnieren und servieren.

# Gefüllte Champignons

- Zubereitungszeit: 15 Minuten
- Kochzeit: 20 Minuten
- Portionsgröße: Für 4 Personen

## Zutaten :

- 12 große Champignons, Stiele entfernt
- 200 g Feta, zerbröckelt
- 1 Knoblauchzehe, gehackt
- 2 EL frische Petersilie, gehackt
- 3 EL Olivenöl
- Salz und Pfeffer nach Geschmack

## Anweisungen :

1. Backofen auf 180 °C vorheizen.
2. Feta, Knoblauch und Petersilie in einer Schüssel vermischen.
3. Champignonköpfe mit der Feta-Mischung füllen.
4. Champignons in eine Auflaufform setzen und mit Olivenöl beträufeln.
5. Mit Salz und Pfeffer würzen. Im Ofen ca. 20 Minuten backen, bis die Champignons weich sind.
6. Warm servieren.

# Geröstete Paprika

- Zubereitungszeit: 15 Minuten
- Kochzeit: 40 Minuten
- Portionsgröße: Für 4 Personen

## Zutaten :

- 4 rote Paprika
- 3 EL Olivenöl
- 2 Knoblauchzehen, gehackt
- Salz und Pfeffer nach Geschmack
- Frische Petersilie zum Garnieren

## Anweisungen :

1. Backofen auf 200 °C vorheizen.
2. Paprika mit Olivenöl bestreichen und im Ofen ca. 40 Minuten rösten, bis die Haut schwarz wird. Abkühlen lassen.
3. Haut abziehen, Paprika in Streifen schneiden und in eine Schüssel geben.
4. Knoblauch hinzufügen und mit Salz und Pfeffer abschmecken.
5. Mit frischer Petersilie garnieren und servieren.

# Hirsesalat mit Gemüse

- Zubereitungszeit: 20 Minuten
- Kochzeit: 15 Minuten
- Portionsgröße: Für 4 Personen

Zutaten :

- 200 g Hirse
- 1 rote Paprika, gewürfelt
- 1 Gurke, gewürfelt
- 1 kleine rote Zwiebel, fein gehackt
- 200 g Kirschtomaten, halbiert
- 3 EL Olivenöl
- Saft einer Zitrone
- Salz und Pfeffer nach Geschmack
- Frische Petersilie zum Garnieren

Anweisungen :

1. Hirse nach Packungsanweisung kochen und abkühlen lassen.
2. Paprika, Gurke, Zwiebel und Kirschtomaten in eine große Schüssel geben.
3. Hirse hinzufügen und gut vermischen.
4. Olivenöl und Zitronensaft hinzufügen und gut vermengen.
5. Mit Salz und Pfeffer abschmecken. Mit frischer Petersilie garnieren und servieren.

# Herzhafte Tomaten

- Zubereitungszeit: 10 Minuten
- Kochzeit: 0 Minuten
- Portionsgröße: Für 4 Personen

Zutaten :

- 4 große Tomaten, in Scheiben geschnitten
- 1 Knoblauchzehe, gehackt
- 3 EL Olivenöl
- Salz und Pfeffer nach Geschmack
- Frische Basilikumblätter zum Garnieren

Anweisungen :

1. Tomatenscheiben auf einem Teller anordnen. Knoblauch und Olivenöl darüber verteilen.
2. Mit Salz und Pfeffer abschmecken.
3. Mit frischen Basilikumblättern garnieren und servieren.

# Italienischer Nudelsalat

- Zubereitungszeit: 15 Minuten
- Kochzeit: 10 Minuten
- Portionsgröße: Für 4 Personen

Zutaten :

- 200 g Nudeln (z.B. Penne)
- 100 g Kirschtomaten, halbiert
- 1 kleine rote Zwiebel, fein gehackt
- 100 g Mozzarella, gewürfelt
- 3 EL Olivenöl
- 1 EL Balsamico-Essig
- Salz und Pfeffer nach Geschmack
- Frisches Basilikum zum Garnieren

Anweisungen :

1. Nudeln nach Packungsanweisung kochen, abgießen und abkühlen lassen.
2. Kirschtomaten, Zwiebel und Mozzarella in eine große Schüssel geben.
3. Nudeln hinzufügen und gut vermischen.
4. Olivenöl und Balsamico-Essig hinzufügen und gut vermengen.
5. Mit Salz und Pfeffer abschmecken.
6. Mit frischem Basilikum garnieren und servieren.

# Italienischer Brotsalat

- Zubereitungszeit: 15 Minuten
- Kochzeit: 0 Minuten
- Portionsgröße: Für 4 Personen

Zutaten :

- 200 g altbackenes Brot, gewürfelt
- 4 Tomaten, gewürfelt
- 1 Gurke, gewürfelt
- 1 kleine rote Zwiebel, fein gehackt
- 100 g Mozzarella, gewürfelt
- 3 EL Olivenöl
- 2 EL Rotweinessig
- Salz und Pfeffer nach Geschmack
- Frische Basilikumblätter zum Garnieren

Anweisungen :

1. Brot, Tomaten, Gurke, Zwiebel und Mozzarella in eine große Schüssel geben.
2. Olivenöl und Essig hinzufügen und gut vermischen.
3. Mit Salz und Pfeffer abschmecken.
4. Mit frischen Basilikumblättern garnieren und servieren.

# Joghurt-Dip

- Zubereitungszeit: 10 Minuten
- Kochzeit: 0 Minuten
- Portionsgröße: Für 4 Personen

Zutaten :

- 500 g griechischer Joghurt
- 1 Knoblauchzehe, gehackt
- 2 EL Olivenöl
- 1 EL Zitronensaft
- Salz und Pfeffer nach Geschmack
- Frischer Dill zum Garnieren

Anweisungen :

1. Joghurt, Knoblauch, Olivenöl und Zitronensaft in eine Schüssel geben und gut vermischen.
2. Mit Salz und Pfeffer abschmecken.
3. Mit frischem Dill garnieren und servieren.

# Joghurt-Raita

- Zubereitungszeit: 10 Minuten
- Kochzeit: 0 Minuten
- Portionsgröße: Für 4 Personen

Zutaten :

- 500 g griechischer Joghurt
- 1 Gurke, gerieben
- 1 Tomate, fein gewürfelt
- 1 kleine rote Zwiebel, fein gehackt
- 1 TL Kreuzkümmel
- Salz und Pfeffer nach Geschmack
- Frische Minze zum Garnieren

Anweisungen :

1. Joghurt, Gurke, Tomate, Zwiebel und Kreuzkümmel in eine Schüssel geben und gut vermischen.
2. Mit Salz und Pfeffer abschmecken.
3. Mit frischer Minze garnieren und servieren.

# Kartoffelsalat mit Essig und Öl

- Zubereitungszeit: 15 Minuten
- Kochzeit: 20 Minuten
- Portionsgröße: Für 4 Personen

Zutaten :

- 800 g Kartoffeln, geschält und in Würfel geschnitten
- 1 Zwiebel, fein gehackt
- 3 EL Olivenöl
- 2 EL Weißweinessig
- Salz und Pfeffer nach Geschmack
- Frische Petersilie zum Garnieren

Anweisungen :

1. Kartoffeln in kochendem Wasser ca. 15-20 Minuten garen, bis sie weich sind. Abgießen und abkühlen lassen. Zwiebel, Olivenöl und Essig in eine Schüssel geben und gut vermischen.
2. Kartoffeln hinzufügen und vorsichtig unterheben. Mit Salz und Pfeffer abschmecken.
3. Mit frischer Petersilie garnieren und servieren.

# Krautsalat

- Zubereitungszeit: 15 Minuten
- Kochzeit: 0 Minuten
- Portionsgröße: Für 4 Personen

Zutaten :

- 1 kleiner Weißkohl, fein gehobelt
- 1 Karotte, gerieben
- 1 kleine rote Zwiebel, fein gehackt
- 3 EL Olivenöl
- 2 EL Apfelessig
- 1 TL Dijon-Senf
- Salz und Pfeffer nach Geschmack

Anweisungen :

1. Weißkohl, Karotte und Zwiebel in eine große Schüssel geben.
2. Olivenöl, Apfelessig und Senf hinzufügen und gut vermischen.
3. Mit Salz und Pfeffer abschmecken. Abdecken und mindestens 1 Stunde im Kühlschrank ziehen lassen.
4. Kalt servieren.

# Linsensalat

- Zubereitungszeit: 20 Minuten
- Kochzeit: 25 Minuten
- Portionsgröße: Für 4 Personen

Zutaten :

- 200 g grüne Linsen
- 1 rote Zwiebel, fein gehackt
- 1 Karotte, gewürfelt
- 1 Selleriestange, gewürfelt
- 3 EL Olivenöl
- 2 EL Rotweinessig
- 1 TL Dijon-Senf
- Salz und Pfeffer nach Geschmack
- Frische Petersilie zum Garnieren

Anweisungen :

1. Linsen in einem Topf mit Wasser zum Kochen bringen und ca. 25 Minuten garen, bis sie weich sind. Abgießen und abkühlen lassen.
2. In einer großen Schüssel Linsen, Zwiebel, Karotte und Sellerie vermischen.
3. Olivenöl, Essig und Senf in einer kleinen Schüssel verrühren. Mit Salz und Pfeffer abschmecken.
4. Das Dressing über die Linsenmischung geben und gut vermengen.
5. Mit frischer Petersilie garnieren und servieren.

# Lauwarmer Fenchelsalat

- Zubereitungszeit: 15 Minuten
- Kochzeit: 10 Minuten
- Portionsgröße: Für 4 Personen

Zutaten :

- 2 Fenchelknollen, in dünne Scheiben geschnitten
- 1 Orange, geschält und in Stücke geschnitten
- 3 EL Olivenöl
- Saft einer Zitrone
- Salz und Pfeffer nach Geschmack
- Frische Petersilie zum Garnieren

Anweisungen :

1. Fenchelscheiben in kochendem Wasser ca. 5 Minuten blanchieren, bis sie weich sind. Abgießen und abkühlen lassen. Fenchel und Orange in eine Schüssel geben.
2. Olivenöl und Zitronensaft hinzufügen. Mit Salz und Pfeffer abschmecken und gut vermischen.
3. Mit frischer Petersilie garnieren und servieren.

# Mangold-Salat

- Zubereitungszeit: 15 Minuten
- Kochzeit: 5 Minuten
- Portionsgröße: Für 4 Personen

Zutaten :

- 500 g Mangold, grob gehackt
- 1 Knoblauchzehe, gehackt
- 3 EL Olivenöl
- Saft einer Zitrone
- Salz und Pfeffer nach Geschmack
- Frische Petersilie zum Garnieren

Anweisungen :

1. Olivenöl in einer Pfanne erhitzen und Knoblauch darin anbraten.
2. Mangold hinzufügen und unter Rühren garen, bis er zusammenfällt.
3. Mit Zitronensaft, Salz und Pfeffer abschmecken. Mit frischer Petersilie garnieren und servieren.

# Mediterraner Nudelsalat

- Zubereitungszeit: 20 Minuten
- Kochzeit: 10 Minuten
- Portionsgröße: Für 4 Personen

Zutaten :

- 200 g Nudeln (z.B. Penne)
- 100 g Kirschtomaten, halbiert
- 1 kleine rote Zwiebel, fein gehackt
- 100 g Mozzarella, gewürfelt
- 1 rote Paprika, gewürfelt
- 3 EL Olivenöl
- 1 EL Balsamico-Essig
- Salz und Pfeffer nach Geschmack
- Frisches Basilikum zum Garnieren

Anweisungen :

1. Nudeln nach Packungsanweisung kochen, abgießen und abkühlen lassen.
2. Kirschtomaten, Zwiebel, Mozzarella und Paprika in eine große Schüssel geben.
3. Nudeln hinzufügen und gut vermischen.
4. Olivenöl und Balsamico-Essig hinzufügen und gut vermengen.
5. Mit Salz und Pfeffer abschmecken.
6. Mit frischem Basilikum garnieren und servieren.

# Möhrensalat mit Orangen

- Zubereitungszeit: 15 Minuten
- Kochzeit: 0 Minuten
- Portionsgröße: Für 4 Personen

Zutaten :

- 4 Möhren, gerieben
- 2 Orangen, geschält und in Stücke geschnitten
- 3 EL Olivenöl
- Saft einer Zitrone
- 1 TL Honig
- Salz und Pfeffer nach Geschmack
- Frische Minze zum Garnieren

Anweisungen :

1. Möhren und Orangen in eine Schüssel geben.
2. Olivenöl, Zitronensaft und Honig hinzufügen und gut vermischen.
3. Mit Salz und Pfeffer abschmecken.
4. Mit frischer Minze garnieren und servieren.

# Nudelsalat mit Gemüse

- Zubereitungszeit: 20 Minuten
- Kochzeit: 10 Minuten
- Portionsgröße: Für 4 Personen

Zutaten :

- 200 g Nudeln (z.B. Fusilli)
- 1 rote Paprika, gewürfelt
- 1 Gurke, gewürfelt
- 1 kleine rote Zwiebel, fein gehackt
- 200 g Kirschtomaten, halbiert
- 3 EL Olivenöl
- Saft einer Zitrone
- Salz und Pfeffer nach Geschmack
- Frische Petersilie zum Garnieren

Anweisungen :

1. Nudeln nach Packungsanweisung kochen, abgießen und abkühlen lassen.
2. Paprika, Gurke, Zwiebel und Kirschtomaten in eine große Schüssel geben.
3. Nudeln hinzufügen und gut vermischen.
4. Olivenöl und Zitronensaft hinzufügen und gut vermengen.
5. Mit Salz und Pfeffer abschmecken. Mit frischer Petersilie garnieren und servieren.

# Nussiger Rucola-Salat

- Zubereitungszeit: 10 Minuten
- Kochzeit: 0 Minuten
- Portionsgröße: Für 4 Personen

Zutaten :

- 100 g Rucola
- 50 g Walnüsse, gehackt
- 50 g Parmesan, gehobelt
- 3 EL Olivenöl
- Saft einer Zitrone
- Salz und Pfeffer nach Geschmack

Anweisungen :

1. Rucola, Walnüsse und Parmesan in eine Schüssel geben.
2. Olivenöl und Zitronensaft hinzufügen und gut vermischen.
3. Mit Salz und Pfeffer abschmecken.
4. Sofort servieren.

# Nudelsalat mit Feta

- Zubereitungszeit: 20 Minuten
- Kochzeit: 10 Minuten
- Portionsgröße: Für 4 Personen

Zutaten :

- 200 g Nudeln (z.B. Fusilli)
- 100 g Feta, gewürfelt
- 1 Gurke, gewürfelt
- 1 kleine rote Zwiebel, fein gehackt
- 200 g Kirschtomaten, halbiert
- 3 EL Olivenöl
- Saft einer Zitrone
- Salz und Pfeffer nach Geschmack
- Frische Petersilie zum Garnieren

Anweisungen :

1. Nudeln nach Packungsanweisung kochen, abgießen und abkühlen lassen.
2. Feta, Gurke, Zwiebel und Kirschtomaten in eine große Schüssel geben.
3. Nudeln hinzufügen und gut vermischen.
4. Olivenöl und Zitronensaft hinzufügen und gut vermengen. Mit Salz und Pfeffer abschmecken.
5. Mit frischer Petersilie garnieren und servieren.

# Orangensalat mit Rucola

- Zubereitungszeit: 10 Minuten
- Kochzeit: 0 Minuten
- Portionsgröße: Für 4 Personen

Zutaten :

- 2 Orangen, geschält und in Scheiben geschnitten
- 100 g Rucola
- 1 rote Zwiebel, in dünne Scheiben geschnitten
- 3 EL Olivenöl
- 1 EL Balsamico-Essig
- Salz und Pfeffer nach Geschmack
- Frische Minze zum Garnieren

Anweisungen :

1. Orangen, Rucola und Zwiebel in eine Schüssel geben.
2. Olivenöl und Balsamico-Essig hinzufügen und gut vermischen.
3. Mit Salz und Pfeffer abschmecken. Mit frischer Minze garnieren und servieren.

# Ofenkartoffeln mit Kräutern

- Zubereitungszeit: 10 Minuten
- Kochzeit: 40 Minuten
- Portionsgröße: Für 4 Personen

Zutaten :

- 800 g Kartoffeln, in Spalten geschnitten
- 3 EL Olivenöl
- 1 EL frische Kräuter (Rosmarin, Thymian), gehackt
- 2 Knoblauchzehen, gehackt
- Salz und Pfeffer nach Geschmack

Anweisungen :

1. Backofen auf 200 °C vorheizen.
2. Kartoffeln mit Olivenöl, Kräutern und Knoblauch in eine Schüssel geben und gut vermischen.
3. Mit Salz und Pfeffer abschmecken.
4. Kartoffeln auf einem Backblech verteilen und im Ofen ca. 40 Minuten backen, bis sie goldbraun und knusprig sind. Warm servieren.

# Olivensalat

- Zubereitungszeit: 10 Minuten
- Kochzeit: 0 Minuten
- Portionsgröße: Für 4 Personen

Zutaten :

- 200 g gemischte Oliven
- 1 rote Paprika, gewürfelt
- 1 kleine rote Zwiebel, fein gehackt
- 3 EL Olivenöl
- Saft einer Zitrone
- 1 TL getrockneter Oregano
- Salz und Pfeffer nach Geschmack

Anweisungen :

1. Oliven, Paprika und Zwiebel in eine Schüssel geben.
2. Olivenöl, Zitronensaft und Oregano hinzufügen und gut vermischen.
3. Mit Salz und Pfeffer abschmecken.
4. Sofort servieren.

# Paprika-Feta-Salat

- Zubereitungszeit: 10 Minuten
- Kochzeit: 0 Minuten
- Portionsgröße: Für 4 Personen

Zutaten :

- 2 rote Paprika, in Streifen geschnitten
- 200 g Feta, zerbröckelt
- 1 kleine rote Zwiebel, in dünne Scheiben geschnitten
- 3 EL Olivenöl
- 2 EL Weißweinessig
- Salz und Pfeffer nach Geschmack
- Frische Petersilie zum Garnieren

Anweisungen :

1. Paprika, Feta und Zwiebel in eine Schüssel geben.
2. Olivenöl und Essig hinzufügen und gut vermischen.
3. Mit Salz und Pfeffer abschmecken.
4. Mit frischer Petersilie garnieren und servieren.

# Petersilienkartoffeln

- Zubereitungszeit: 10 Minuten
- Kochzeit: 20 Minuten
- Portionsgröße: Für 4 Personen

Zutaten :

- 800 g neue Kartoffeln, geviertelt
- 3 EL Olivenöl
- 2 EL frische Petersilie, gehackt
- Saft einer Zitrone
- Salz und Pfeffer nach Geschmack

Anweisungen :

1. Kartoffeln in kochendem Wasser ca. 15-20 Minuten garen, bis sie weich sind. Abgießen und abkühlen lassen.
2. Olivenöl, Petersilie und Zitronensaft in eine Schüssel geben und gut vermischen.
3. Kartoffeln hinzufügen und vorsichtig unterheben.
4. Mit Salz und Pfeffer abschmecken.
5. Warm oder kalt servieren.

# Peperonata

- Zubereitungszeit: 15 Minuten
- Kochzeit: 40 Minuten
- Portionsgröße: Für 4 Personen

## Zutaten :

- 3 rote Paprika, in Streifen geschnitten
- 1 gelbe Paprika, in Streifen geschnitten
- 1 Zwiebel, in Scheiben geschnitten
- 2 Knoblauchzehen, gehackt
- 3 EL Olivenöl
- 1 EL Kapern
- 1 TL Zucker
- 2 EL Rotweinessig
- Salz und Pfeffer nach Geschmack
- Frische Petersilie zum Garnieren

## Anweisungen :

1. Olivenöl in einer großen Pfanne erhitzen und Zwiebel und Knoblauch darin anbraten.
2. Paprika hinzufügen und unter Rühren anbraten.
3. Kapern, Zucker und Essig hinzufügen und gut vermischen.
4. Mit Salz und Pfeffer abschmecken und zugedeckt ca. 40 Minuten köcheln lassen, bis die Paprika weich sind.
5. Mit frischer Petersilie garnieren und servieren.

# Quinoa-Salat

- Zubereitungszeit: 15 Minuten
- Kochzeit: 15 Minuten
- Portionsgröße: Für 4 Personen

## Zutaten :

- 200 g Quinoa
- 1 rote Paprika, gewürfelt
- 1 Gurke, gewürfelt
- 1 kleine rote Zwiebel, fein gehackt
- 200 g Kirschtomaten, halbiert
- 3 EL Olivenöl
- Saft einer Zitrone
- 1 TL Kreuzkümmel
- Salz und Pfeffer nach Geschmack
- Frische Petersilie zum Garnieren

## Anweisungen :

1. Quinoa nach Packungsanweisung kochen und abkühlen lassen.
2. Paprika, Gurke, Zwiebel und Kirschtomaten in eine große Schüssel geben.
3. Quinoa hinzufügen und gut vermischen.
4. Olivenöl, Zitronensaft und Kreuzkümmel hinzufügen und gut vermengen.
5. Mit Salz und Pfeffer abschmecken.
6. Mit frischer Petersilie garnieren und servieren.

# Quinoa-Salat mit Rucola und Feta

- Zubereitungszeit: 20 Minuten
- Kochzeit: 15 Minuten
- Portionsgröße: Für 4 Personen

## Zutaten :

- 200 g Quinoa
- 100 g Rucola
- 200 g Feta, gewürfelt
- 1 Gurke, gewürfelt
- 1 kleine rote Zwiebel, fein gehackt
- 3 EL Olivenöl
- Saft einer Zitrone
- Salz und Pfeffer nach Geschmack

## Anweisungen :

1. Quinoa nach Packungsanweisung kochen und abkühlen lassen.
2. Rucola, Feta, Gurke und Zwiebel in eine große Schüssel geben.
3. Quinoa hinzufügen und gut vermischen.
4. Olivenöl und Zitronensaft hinzufügen und gut vermengen.
5. Mit Salz und Pfeffer abschmecken.
6. Sofort servieren.

# Quinoa-Salat mit Avocado

- Zubereitungszeit: 20 Minuten
- Kochzeit: 15 Minuten
- Portionsgröße: Für 4 Personen

## Zutaten :

- 200 g Quinoa
- 2 Avocados, gewürfelt
- 1 rote Paprika, gewürfelt
- 1 kleine rote Zwiebel, fein gehackt
- 3 EL Olivenöl
- Saft einer Limette
- Salz und Pfeffer nach Geschmack
- Frischer Koriander zum Garnieren

## Anweisungen :

1. Quinoa nach Packungsanweisung kochen und abkühlen lassen.
2. Avocado, Paprika und Zwiebel in eine große Schüssel geben.
3. Quinoa hinzufügen und gut vermischen.
4. Olivenöl und Limettensaft hinzufügen und gut vermengen.
5. Mit Salz und Pfeffer abschmecken.
6. Mit frischem Koriander garnieren und servieren.

# Spinatsalat mit Feta

- Zubereitungszeit: 10 Minuten
- Kochzeit: 0 Minuten
- Portionsgröße: Für 4 Personen

Zutaten :

- 200 g frischer Spinat
- 100 g Feta, zerbröckelt
- 1 kleine rote Zwiebel, in dünne Scheiben geschnitten
- 3 EL Olivenöl
- Saft einer Zitrone
- Salz und Pfeffer nach Geschmack

Anweisungen :

1. Spinat, Feta und Zwiebel in eine Schüssel geben.
2. Olivenöl und Zitronensaft hinzufügen und gut vermischen.
3. Mit Salz und Pfeffer abschmecken.
4. Sofort servieren.

# Sommerlicher Melonen-Feta-Salat

- Zubereitungszeit: 15 Minuten
- Kochzeit: 0 Minuten
- Portionsgröße: Für 4 Personen

Zutaten :

- 1 kleine Wassermelone, gewürfelt
- 200 g Feta, gewürfelt
- 1 kleine rote Zwiebel, in dünne Scheiben geschnitten
- 3 EL Olivenöl
- Saft einer Limette
- Salz und Pfeffer nach Geschmack
- Frische Minze zum Garnieren

Anweisungen :

1. Wassermelone, Feta und Zwiebel in eine große Schüssel geben.
2. Olivenöl und Limettensaft darüber träufeln.
3. Mit Salz und Pfeffer abschmecken und vorsichtig vermengen.
4. Mit frischer Minze garnieren und servieren.

# Scharfer Paprikasalat

- Zubereitungszeit: 15 Minuten
- Kochzeit: 0 Minuten
- Portionsgröße: Für 4 Personen

Zutaten :

- 3 rote Paprika, in Streifen geschnitten
- 1 scharfe Chilischote, fein gehackt
- 1 Knoblauchzehe, gehackt
- 3 EL Olivenöl
- 2 EL Zitronensaft
- Salz und Pfeffer nach Geschmack
- Frische Petersilie zum Garnieren

Anweisungen :

1. Paprika, Chilischote und Knoblauch in eine Schüssel geben.
2. Olivenöl und Zitronensaft hinzufügen und gut vermischen.
3. Mit Salz und Pfeffer abschmecken.
4. Mit frischer Petersilie garnieren und servieren.

# Vogerlsalat mit Speck und Ei

- Zubereitungszeit: 15 Minuten
- Kochzeit: 10 Minuten
- Portionsgröße: Für 4 Personen

## Zutaten :

- 200 g Vogerlsalat (Feldsalat)
- 100 g Speck, gewürfelt
- 2 Eier, hart gekocht und in Scheiben geschnitten
- 3 EL Olivenöl
- 1 EL Weißweinessig
- 1 TL Dijon-Senf
- Salz und Pfeffer nach Geschmack

## Anweisungen :

1. Speck in einer Pfanne knusprig braten. Auf Küchenpapier abtropfen lassen.
2. Vogerlsalat, Speck und Eischeiben in eine Schüssel geben.
3. Olivenöl, Essig und Senf in einer kleinen Schüssel verrühren. Mit Salz und Pfeffer abschmecken.
4. Das Dressing über den Salat geben und gut vermengen.
5. Sofort servieren.

# Vinaigrette-Kartoffelsalat

- Zubereitungszeit: 15 Minuten
- Kochzeit: 20 Minuten
- Portionsgröße: Für 4 Personen

## Zutaten :

- 800 g Kartoffeln, geschält und in Würfel geschnitten
- 1 Zwiebel, fein gehackt
- 3 EL Olivenöl
- 2 EL Weißweinessig
- 1 TL Dijon-Senf
- Salz und Pfeffer nach Geschmack
- Frische Petersilie zum Garnieren

## Anweisungen :

1. Kartoffeln in kochendem Wasser ca. 15-20 Minuten garen, bis sie weich sind. Abgießen und abkühlen lassen.
2. Zwiebel, Olivenöl, Essig und Senf in eine Schüssel geben und gut vermischen.
3. Kartoffeln hinzufügen und vorsichtig unterheben.
4. Mit Salz und Pfeffer abschmecken.
5. Mit frischer Petersilie garnieren und servieren.

# Waldorfsalat

- Zubereitungszeit: 15 Minuten
- Kochzeit: 0 Minuten
- Portionsgröße: Für 4 Personen

Zutaten :

- 2 Äpfel, gewürfelt
- 2 Selleriestangen, gewürfelt
- 100 g Walnüsse, gehackt
- 200 g Mayonnaise
- 2 EL Zitronensaft
- Salz und Pfeffer nach Geschmack
- Frische Petersilie zum Garnieren

Anweisungen :

1. Äpfel, Sellerie und Walnüsse in eine Schüssel geben.
2. Mayonnaise und Zitronensaft hinzufügen und gut vermischen.
3. Mit Salz und Pfeffer abschmecken.
4. Mit frischer Petersilie garnieren und servieren.

# Würziger Kichererbsensalat

- Zubereitungszeit: 15 Minuten
- Kochzeit: 0 Minuten
- Portionsgröße: Für 4 Personen

Zutaten :

- 1 Dose Kichererbsen (400 g), abgetropft und abgespült
- 1 rote Paprika, gewürfelt
- 1 Gurke, gewürfelt
- 1 kleine rote Zwiebel, fein gehackt
- 3 EL Olivenöl
- Saft einer Zitrone
- 1 TL Kreuzkümmel
- 1 TL Paprikapulver
- Salz und Pfeffer nach Geschmack
- Frische Petersilie zum Garnieren

Anweisungen :

1. Kichererbsen, Paprika, Gurke und Zwiebel in eine Schüssel geben.
2. Olivenöl, Zitronensaft, Kreuzkümmel und Paprikapulver hinzufügen und gut vermischen.
3. Mit Salz und Pfeffer abschmecken.
4. Mit frischer Petersilie garnieren und servieren.

# Wassermelonen-Feta-Salat

- Zubereitungszeit: 15 Minuten
- Kochzeit: 0 Minuten
- Portionsgröße: Für 4 Personen

Zutaten :

- 1 kleine Wassermelone, gewürfelt
- 200 g Feta, gewürfelt
- 1 kleine rote Zwiebel, in dünne Scheiben geschnitten
- 3 EL Olivenöl
- Saft einer Limette
- Salz und Pfeffer nach Geschmack
- Frische Minze zum Garnieren

Anweisungen :

1. Wassermelone, Feta und Zwiebel in eine große Schüssel geben.
2. Olivenöl und Limettensaft darüber träufeln.
3. Mit Salz und Pfeffer abschmecken und vorsichtig vermengen.
4. Mit frischer Minze garnieren und servieren.

# Zucchinisalat

- Zubereitungszeit: 10 Minuten
- Kochzeit: 0 Minuten
- Portionsgröße: Für 4 Personen



## Zutaten :

- 2 Zucchini, in dünne Scheiben geschnitten
- 1 Knoblauchzehe, gehackt
- 3 EL Olivenöl
- 1 EL Weißweinessig
- Salz und Pfeffer nach Geschmack
- Frischer Dill zum Garnieren

## Anweisungen :

1. Zucchini in eine Schüssel geben.
2. Knoblauch, Olivenöl und Essig hinzufügen und gut vermischen.
3. Mit Salz und Pfeffer abschmecken.
4. Mit frischem Dill garnieren und servieren.

# Zucchini-Karotten-Salat

- Zubereitungszeit: 10 Minuten
- Kochzeit: 0 Minuten
- Portionsgröße: Für 4 Personen

## Zutaten :

- 2 Zucchini, gerieben
- 2 Karotten, gerieben
- 3 EL Olivenöl
- 1 EL Zitronensaft
- Salz und Pfeffer nach Geschmack
- Frische Petersilie zum Garnieren

## Anweisungen :

1. Zucchini und Karotten in eine Schüssel geben.
2. Olivenöl und Zitronensaft hinzufügen und gut vermischen.
3. Mit Salz und Pfeffer abschmecken.
4. Mit frischer Petersilie garnieren und servieren.

# Kapitel 4: Desserts

Die Desserts der kretischen Küche sind ein Fest für die Sinne. Sie kombinieren die süßen Aromen des Mittelmeers mit nahrhaften Zutaten. Von fruchtigen Leckereien bis hin zu nussigen Köstlichkeiten – diese Desserts sind der perfekte Abschluss eines jeden Mahls.

# Apfelkuchen

- Zubereitungszeit: 20 Minuten
- Backzeit: 40 Minuten
- Portionsgröße: Für 8 Personen

Zutaten :

- 4 Äpfel, geschält und in Scheiben geschnitten
- 200 g Mehl
- 150 g Zucker
- 2 TL Backpulver
- 1 TL Zimt
- 100 g Butter, geschmolzen
- 2 Eier
- 100 ml Milch
- 1 TL Vanilleextrakt

Anweisungen :

1. Backofen auf 180 °C vorheizen.
2. Mehl, Zucker, Backpulver und Zimt in einer Schüssel vermischen.
3. Butter, Eier, Milch und Vanilleextrakt hinzufügen und zu einem glatten Teig verrühren.
4. Die Hälfte des Teigs in eine gefettete Kuchenform geben und mit Apfelscheiben belegen.
5. Den restlichen Teig darüber geben und glatt streichen.
6. Im Ofen ca. 40 Minuten backen, bis der Kuchen goldbraun ist.
7. Abkühlen lassen und servieren.

# Aprikosenmarmelade

- Zubereitungszeit: 15 Minuten
- Kochzeit: 40 Minuten
- Portionsgröße: Ergibt 4 Gläser

Zutaten :

- 1 kg Aprikosen, entsteint und gehackt
- 500 g Zucker
- Saft einer Zitrone

Anweisungen :

1. Aprikosen, Zucker und Zitronensaft in einen großen Topf geben und gut vermischen.
2. Bei mittlerer Hitze zum Kochen bringen und unter gelegentlichem Rühren ca. 40 Minuten köcheln lassen, bis die Marmelade dick wird.
3. In sterilisierte Gläser füllen und verschließen.
4. Abkühlen lassen und servieren.

# Armenische Apfeltarte

- Zubereitungszeit: 20 Minuten
- Backzeit: 35 Minuten
- Portionsgröße: Für 8 Personen

Zutaten :

- 4 Äpfel, geschält und in Scheiben geschnitten
- 200 g Mehl
- 150 g Zucker
- 2 TL Backpulver
- 1 TL Zimt
- 100 g Butter, geschmolzen
- 2 Eier
- 100 ml Milch
- 1 TL Vanilleextrakt

Anweisungen :

1. Backofen auf 180 °C vorheizen.
2. Mehl, Zucker, Backpulver und Zimt in einer Schüssel vermischen.
3. Butter, Eier, Milch und Vanilleextrakt hinzufügen und zu einem glatten Teig verrühren.
4. Die Hälfte des Teigs in eine gefettete Kuchenform geben und mit Apfelscheiben belegen.
5. Den restlichen Teig darüber geben und glatt streichen.
6. Im Ofen ca. 35 Minuten backen, bis die Tarte goldbraun ist.
7. Abkühlen lassen und servieren.

# Baklava

- Zubereitungszeit: 30 Minuten
- Backzeit: 45 Minuten
- Portionsgröße: Für 12 Personen

Zutaten :

- 400 g Filoteig
- 300 g Walnüsse, gehackt
- 300 g Mandeln, gehackt
- 200 g Butter, geschmolzen
- 200 g Honig
- 150 g Zucker
- 200 ml Wasser
- 1 TL Zimt
- 1 TL Zitronensaft

Anweisungen :

1. Backofen auf 180 °C vorheizen.
2. Eine Backform mit Butter einfetten.
3. Filoteigblätter in die Form legen, dabei jede Schicht mit Butter bestreichen. Nach der Hälfte der Blätter die gehackten Nüsse und Mandeln gleichmäßig verteilen und mit Zimt bestreuen.
4. Restlichen Filoteig darüberlegen, dabei jede Schicht mit Butter bestreichen.
5. In kleine Quadrate schneiden und im Ofen ca. 45 Minuten goldbraun backen.
6. In der Zwischenzeit Honig, Zucker, Wasser und Zitronensaft in einem Topf zum Kochen bringen und ca. 10 Minuten köcheln lassen.
7. Den heißen Sirup über das heiße Baklava gießen.
8. Abkühlen lassen und servieren.

# Bananenbrot

- Zubereitungszeit: 15 Minuten
- Backzeit: 60 Minuten
- Portionsgröße: Für 8 Personen

## Zutaten :

- 3 reife Bananen, zerdrückt
- 200 g Mehl
- 150 g Zucker
- 1 TL Backpulver
- 1 TL Natron
- 1 TL Zimt
- 100 g Butter, geschmolzen
- 2 Eier
- 1 TL Vanilleextrakt

## Anweisungen :

1. Backofen auf 180 °C vorheizen.
2. Mehl, Zucker, Backpulver, Natron und Zimt in einer Schüssel vermischen.
3. Butter, Eier, Vanilleextrakt und zerdrückte Bananen hinzufügen und zu einem glatten Teig verrühren.
4. Den Teig in eine gefettete Kastenform geben und glatt streichen.
5. Im Ofen ca. 60 Minuten backen, bis das Bananenbrot goldbraun ist.
6. Abkühlen lassen und servieren.

# Biskuitrolle mit Himbeeren

- Zubereitungszeit: 20 Minuten
- Backzeit: 10 Minuten
- Portionsgröße: Für 8 Personen

## Zutaten :

- 4 Eier
- 100 g Zucker
- 100 g Mehl
- 1 TL Backpulver
- 200 g Himbeeren
- 200 ml Sahne, geschlagen
- 1 TL Vanillezucker
- Puderzucker zum Bestäuben

## Anweisungen :

1. Backofen auf 180 °C vorheizen.
2. Eier und Zucker in einer Schüssel schaumig schlagen.
3. Mehl und Backpulver unterheben.
4. Den Teig auf ein mit Backpapier belegtes Backblech streichen.
5. Im Ofen ca. 10 Minuten backen, bis der Biskuit goldbraun ist.
6. Ein sauberes Küchentuch mit Puderzucker bestäuben, den Biskuit daraufstürzen und das Backpapier vorsichtig abziehen.
7. Den Biskuit mit dem Küchentuch aufrollen und abkühlen lassen.
8. Sahne mit Vanillezucker steif schlagen und die Himbeeren unterheben.
9. Den Biskuit entrollen, mit der Sahne-Himbeer-Mischung bestreichen und wieder aufrollen.
10. Mit Puderzucker bestäuben und servieren.

# Cheesecake

- Zubereitungszeit: 20 Minuten
- Backzeit: 60 Minuten
- Portionsgröße: Für 8 Personen

Zutaten :

- 200 g Kekse (z. B. Butterkekse), zerbröselt
- 100 g Butter, geschmolzen
- 600 g Frischkäse
- 150 g Zucker
- 3 Eier
- 200 ml Sahne
- 1 TL Vanilleextrakt

Anweisungen :

1. Backofen auf 180 °C vorheizen.
2. Kekskrümel und geschmolzene Butter vermischen und in eine Springform drücken.
3. Frischkäse und Zucker in einer Schüssel glatt rühren.
4. Eier einzeln unterrühren.
5. Sahne und Vanilleextrakt hinzufügen und gut vermischen.
6. Die Frischkäsemasse auf den Keksboden geben und glatt streichen.
7. Im Ofen ca. 60 Minuten backen, bis der Cheesecake goldbraun ist.
8. Abkühlen lassen und servieren.

# Donuts

- Zubereitungszeit: 20 Minuten
- Kochzeit: 20 Minuten
- Portionsgröße: Für 12 Donuts

Zutaten :

- 500 g Mehl
- 70 g Zucker
- 1 Prise Salz
- 1 Päckchen Trockenhefe
- 200 ml Milch, lauwarm
- 2 Eier
- 70 g Butter, geschmolzen
- Pflanzenöl zum Frittieren
- Zucker oder Zuckerguss zum Bestreuen

Anweisungen :

1. Mehl, Zucker, Salz und Trockenhefe in einer Schüssel vermischen.
2. Milch, Eier und Butter hinzufügen und zu einem glatten Teig verkneten.
3. Den Teig abdecken und an einem warmen Ort ca. 1 Stunde gehen lassen, bis er sich verdoppelt hat.
4. Teig auf einer bemehlten Arbeitsfläche ausrollen und Donuts ausstechen.
5. Pflanzenöl in einem Topf erhitzen.
6. Donuts portionsweise frittieren, bis sie goldbraun sind.
7. Auf Küchenpapier abtropfen lassen und mit Zucker bestreuen oder mit Zuckerguss überziehen.
8. Abkühlen lassen und servieren.

# Dattel-Walnuss-Kekse

- Zubereitungszeit: 15 Minuten
- Backzeit: 15 Minuten
- Portionsgröße: Für 20 Kekse

Zutaten :

- 200 g Mehl
- 100 g Zucker
- 1 TL Backpulver
- 100 g Butter, geschmolzen
- 1 Ei
- 100 g Datteln, gehackt
- 100 g Walnüsse, gehackt

Anweisungen :

1. Backofen auf 180 °C vorheizen.
2. Mehl, Zucker und Backpulver in einer Schüssel vermischen.
3. Butter und Ei hinzufügen und zu einem glatten Teig verrühren.
4. Datteln und Walnüsse unterheben.
5. Den Teig in kleinen Portionen auf ein mit Backpapier belegtes Backblech geben.
6. Im Ofen ca. 15 Minuten backen, bis die Kekse goldbraun sind.
7. Abkühlen lassen und servieren.

# Duftende Orangencreme

- Zubereitungszeit: 15 Minuten
- Kochzeit: 10 Minuten
- Portionsgröße: Für 4 Personen

Zutaten :

- 500 ml Orangensaft
- 100 g Zucker
- 3 Eigelb
- 1 EL Maisstärke
- 200 ml Sahne, geschlagen
- Orangenzesten zum Garnieren

Anweisungen :

1. Orangensaft und Zucker in einem Topf erhitzen.
2. Eigelb und Maisstärke in einer Schüssel glatt rühren.
3. Heißen Orangensaft langsam unter Rühren zu der Eier-Mischung geben.
4. Die Masse zurück in den Topf gießen und unter ständigem Rühren erhitzen, bis sie eindickt.
5. Abkühlen lassen.
6. Geschlagene Sahne unter die abgekühlte Orangencreme heben.
7. In Schälchen füllen und mit Orangenzesten garnieren.
8. Kalt servieren.

# Erdbeerkuchen

- Zubereitungszeit: 20 Minuten
- Backzeit: 30 Minuten
- Portionsgröße: Für 8 Personen

## Zutaten :

- 200 g Mehl
- 150 g Zucker
- 2 TL Backpulver
- 100 g Butter, geschmolzen
- 2 Eier
- 100 ml Milch
- 1 TL Vanilleextrakt
- 500 g frische Erdbeeren, halbiert
- Puderzucker zum Bestäuben

## Anweisungen :

1. Backofen auf 180 °C vorheizen.
2. Mehl, Zucker und Backpulver in einer Schüssel vermischen.
3. Butter, Eier, Milch und Vanilleextrakt hinzufügen und zu einem glatten Teig verrühren.
4. Den Teig in eine gefettete Kuchenform geben und glatt streichen.
5. Erdbeeren auf den Teig legen.
6. Im Ofen ca. 30 Minuten backen, bis der Kuchen goldbraun ist.
7. Abkühlen lassen und mit Puderzucker bestäuben.
8. Servieren.

# Erdnussbutterkekse

- Zubereitungszeit: 15 Minuten
- Backzeit: 10 Minuten
- Portionsgröße: Für 24 Kekse

## Zutaten :

- 200 g Mehl
- 100 g Zucker
- 1 TL Backpulver
- 100 g Butter, geschmolzen
- 1 Ei
- 150 g Erdnussbutter

## Anweisungen :

1. Backofen auf 180 °C vorheizen.
2. Mehl, Zucker und Backpulver in einer Schüssel vermischen.
3. Butter, Ei und Erdnussbutter hinzufügen und zu einem glatten Teig verrühren.
4. Den Teig in kleinen Portionen auf ein mit Backpapier belegtes Backblech geben.
5. Im Ofen ca. 10 Minuten backen, bis die Kekse goldbraun sind.
6. Abkühlen lassen und servieren.

# Fruchtiger Obstsalat

- Zubereitungszeit: 15 Minuten
- Kochzeit: 0 Minuten
- Portionsgröße: Für 4 Personen

## Zutaten :

- 1 Apfel, gewürfelt
- 1 Banane, in Scheiben geschnitten
- 2 Orangen, geschält und gewürfelt
- 1 Kiwi, geschält und gewürfelt
- 200 g Trauben, halbiert
- Saft einer Zitrone
- 2 EL Honig
- Frische Minze zum Garnieren

## Anweisungen :

1. Apfel, Banane, Orangen, Kiwi und Trauben in eine große Schüssel geben.
2. Zitronensaft und Honig hinzufügen und gut vermischen. Mit frischer Minze garnieren.
3. Sofort servieren.

# Fruchtiger Obstsalat

- Zubereitungszeit: 15 Minuten
- Kochzeit: 0 Minuten
- Portionsgröße: Für 4 Personen

## Zutaten :

- 1 Apfel, gewürfelt
- 1 Banane, in Scheiben geschnitten
- 2 Orangen, geschält und gewürfelt
- 1 Kiwi, geschält und gewürfelt
- 200 g Trauben, halbiert
- Saft einer Zitrone
- 2 EL Honig
- Frische Minze zum Garnieren

## Anweisungen :

1. Apfel, Banane, Orangen, Kiwi und Trauben in eine große Schüssel geben.
2. Zitronensaft und Honig hinzufügen und gut vermischen. Mit frischer Minze garnieren.
3. Sofort servieren.

# Feigenkuchen

- Zubereitungszeit: 20 Minuten
- Backzeit: 40 Minuten
- Portionsgröße: Für 8 Personen

## Zutaten :

- 200 g Mehl
- 150 g Zucker
- 2 TL Backpulver
- 100 g Butter, geschmolzen
- 2 Eier
- 100 ml Milch
- 1 TL Vanilleextrakt
- 6 frische Feigen, halbiert
- Puderzucker zum Bestäuben

## Anweisungen :

1. Backofen auf 180 °C vorheizen. Mehl, Zucker und Backpulver in einer Schüssel vermischen.
2. Butter, Eier, Milch und Vanilleextrakt hinzufügen und zu einem glatten Teig verrühren.
3. Den Teig in eine gefettete Kuchenform geben und glatt streichen.
4. Feigen auf den Teig legen.
5. Im Ofen ca. 40 Minuten backen, bis der Kuchen goldbraun ist.
6. Abkühlen lassen und mit Puderzucker bestäuben. Servieren.

# Frittierte Bananen

- Zubereitungszeit: 10 Minuten
- Kochzeit: 10 Minuten
- Portionsgröße: Für 4 Personen

Zutaten :

- 4 Bananen, in Stücke geschnitten
- 100 g Mehl
- 1 Ei
- 100 ml Milch
- 1 Prise Salz
- Pflanzenöl zum Frittieren
- Honig zum Beträufeln

Anweisungen :

1. Mehl, Ei, Milch und Salz in einer Schüssel zu einem glatten Teig verrühren.
2. Pflanzenöl in einem Topf erhitzen.
3. Bananenstücke in den Teig tauchen und im heißen Öl goldbraun frittieren.
4. Auf Küchenpapier abtropfen lassen.
5. Mit Honig beträufeln und warm servieren.

# Frittierte Bananen

- Zubereitungszeit: 10 Minuten
- Kochzeit: 10 Minuten
- Portionsgröße: Für 4 Personen

Zutaten :

- 4 Bananen, in Stücke geschnitten
- 100 g Mehl
- 1 Ei
- 100 ml Milch
- 1 Prise Salz
- Pflanzenöl zum Frittieren
- Honig zum Beträufeln

Anweisungen :

1. Mehl, Ei, Milch und Salz in einer Schüssel zu einem glatten Teig verrühren.
2. Pflanzenöl in einem Topf erhitzen.
3. Bananenstücke in den Teig tauchen und im heißen Öl goldbraun frittieren.
4. Auf Küchenpapier abtropfen lassen.
5. Mit Honig beträufeln und warm servieren.

# Griechischer Joghurt mit Honig und Nüssen

- Zubereitungszeit: 5 Minuten
- Kochzeit: 0 Minuten
- Portionsgröße: Für 4 Personen

Zutaten :

- 500 g griechischer Joghurt
- 4 EL Honig
- 50 g Walnüsse, gehackt
- Zimt zum Bestreuen

Anweisungen :

1. Joghurt auf Schälchen verteilen.
2. Mit Honig beträufeln.
3. Walnüsse darüber streuen.
4. Mit Zimt bestreuen und sofort servieren.

# Grießkuchen

- Zubereitungszeit: 20 Minuten
- Backzeit: 40 Minuten
- Portionsgröße: Für 8 Personen

Zutaten :

- 200 g Grieß
- 200 g Zucker
- 100 g Butter, geschmolzen
- 4 Eier
- 500 ml Milch
- 1 TL Vanilleextrakt
- Zimt zum Bestreuen

Anweisungen :

1. Backofen auf 180 °C vorheizen.
2. Grieß, Zucker und geschmolzene Butter in einer Schüssel vermischen.
3. Eier, Milch und Vanilleextrakt hinzufügen und gut verrühren.
4. Den Teig in eine gefettete Kuchenform geben und glatt streichen.
5. Im Ofen ca. 40 Minuten backen, bis der Kuchen goldbraun ist.
6. Abkühlen lassen und mit Zimt bestreuen.
7. Servieren.

# Honigkuchen

- Zubereitungszeit: 20 Minuten
- Backzeit: 40 Minuten
- Portionsgröße: Für 8 Personen

Zutaten :

- 200 g Mehl
- 150 g Honig
- 100 g Zucker
- 2 TL Backpulver
- 1 TL Zimt
- 100 g Butter, geschmolzen
- 2 Eier
- 100 ml Milch
- 1 TL Vanilleextrakt

Anweisungen :

1. Backofen auf 180 °C vorheizen.
2. Mehl, Zucker, Backpulver und Zimt in einer Schüssel vermischen.
3. Honig, Butter, Eier, Milch und Vanilleextrakt hinzufügen und zu einem glatten Teig verrühren.
4. Den Teig in eine gefettete Kuchenform geben und glatt streichen.
5. Im Ofen ca. 40 Minuten backen, bis der Kuchen goldbraun ist.
6. Abkühlen lassen und servieren.

# Haselnussmakronen

- Zubereitungszeit: 15 Minuten
- Backzeit: 15 Minuten
- Portionsgröße: Für 20 Makronen

## Zutaten :

- 200 g Haselnüsse, gemahlen
- 150 g Zucker
- 3 Eiweiß
- 1 TL Vanillezucker
- Prise Salz

## Anweisungen :

1. Backofen auf 160 °C vorheizen.
2. Eiweiß mit einer Prise Salz steif schlagen.
3. Zucker und Vanillezucker langsam unterrühren.
4. Gemahlene Haselnüsse vorsichtig unterheben.
5. Den Teig in kleinen Portionen auf ein mit Backpapier belegtes Backblech geben.
6. Im Ofen ca. 15 Minuten backen, bis die Makronen goldbraun sind.
7. Abkühlen lassen und servieren.

# Himbeer-Tiramisu

- Zubereitungszeit: 20 Minuten
- Kühlzeit: 2 Stunden
- Portionsgröße: Für 8 Personen

## Zutaten :

- 250 g Mascarpone
- 200 g Schlagsahne
- 100 g Zucker
- 1 TL Vanilleextrakt
- 200 g Löffelbiskuits
- 300 g Himbeeren
- 100 ml Himbeersaft
- Puderzucker zum Bestäuben

## Anweisungen :

1. Mascarpone, Zucker und Vanilleextrakt in einer Schüssel glatt rühren.
2. Sahne steif schlagen und unter die Mascarpone-Mischung heben.
3. Himbeersaft in eine flache Schale gießen.
4. Löffelbiskuits kurz in den Himbeersaft tauchen und den Boden einer Auflaufform damit auslegen.
5. Die Hälfte der Mascarpone-Creme auf die Löffelbiskuits streichen und mit Himbeeren belegen.
6. Eine weitere Schicht getränkter Löffelbiskuits darauflegen und mit der restlichen Creme bedecken.
7. Mit Himbeeren dekorieren und mindestens 2 Stunden im Kühlschrank ziehen lassen.
8. Vor dem Servieren mit Puderzucker bestäuben.

# Italienische Zitronencreme

- Zubereitungszeit: 15 Minuten
- Kochzeit: 10 Minuten
- Portionsgröße: Für 4 Personen

## Zutaten :

- 500 ml Zitronensaft
- 100 g Zucker
- 3 Eigelb
- 1 EL Maisstärke
- 200 ml Sahne, geschlagen
- Zitronenzesten zum Garnieren

## Anweisungen :

1. Zitronensaft und Zucker in einem Topf erhitzen.
2. Eigelb und Maisstärke in einer Schüssel glatt rühren.
3. Heißen Zitronensaft langsam unter Rühren zu der Eier-Mischung geben.
4. Die Masse zurück in den Topf gießen und unter ständigem Rühren erhitzen, bis sie eindickt.
5. Abkühlen lassen.
6. Geschlagene Sahne unter die abgekühlte Zitronencreme heben.
7. In Schälchen füllen und mit Zitronenzesten garnieren.
8. Kalt servieren.

# Ingwerplätzchen

- Zubereitungszeit: 15 Minuten
- Backzeit: 15 Minuten
- Portionsgröße: Für 24 Plätzchen

## Zutaten :

- 200 g Mehl
- 100 g Zucker
- 1 TL Backpulver
- 100 g Butter, geschmolzen
- 1 Ei
- 2 TL gemahlener Ingwer
- 50 g kandierter Ingwer, gehackt

## Anweisungen :

1. Backofen auf 180 °C vorheizen.
2. Mehl, Zucker, Backpulver und gemahlenen Ingwer in einer Schüssel vermischen.
3. Butter und Ei hinzufügen und zu einem glatten Teig verrühren.
4. Kandierten Ingwer unterheben.
5. Den Teig in kleinen Portionen auf ein mit Backpapier belegtes Backblech geben.
6. Im Ofen ca. 15 Minuten backen, bis die Plätzchen goldbraun sind.
7. Abkühlen lassen und servieren.

# Irish Coffee Torte

- Zubereitungszeit: 30 Minuten
- Backzeit: 40 Minuten
- Portionsgröße: Für 8 Personen

## Zutaten :

- 200 g Mehl
- 200 g Zucker
- 100 g Butter, geschmolzen
- 4 Eier
- 100 ml starker Kaffee, abgekühlt
- 1 TL Backpulver
- 1 TL Vanilleextrakt
- 200 ml Sahne, geschlagen
- 50 ml Irish Whiskey
- Kakaopulver zum Bestäuben

## Anweisungen :

1. Backofen auf 180 °C vorheizen.
2. Mehl, Zucker und Backpulver in einer Schüssel vermischen.
3. Butter, Eier, Kaffee und Vanilleextrakt hinzufügen und zu einem glatten Teig verrühren.
4. Den Teig in eine gefettete Springform geben und glatt streichen.
5. Im Ofen ca. 40 Minuten backen, bis die Torte goldbraun ist.
6. Abkühlen lassen.
7. Sahne steif schlagen und Irish Whiskey unterheben.
8. Die Torte in zwei Schichten schneiden und mit der Whiskey-Sahne füllen.
9. Die Torte mit Kakaopulver bestäuben und servieren.

# Joghurtmousse mit Honig

- Zubereitungszeit: 15 Minuten
- Kühlzeit: 2 Stunden
- Portionsgröße: Für 4 Personen

## Zutaten :

- 400 g griechischer Joghurt
- 200 ml Sahne, geschlagen
- 4 EL Honig
- 1 TL Vanilleextrakt
- Walnüsse zum Garnieren

## Anweisungen :

1. Joghurt, Honig und Vanilleextrakt in einer Schüssel glatt rühren.
2. Geschlagene Sahne vorsichtig unterheben.
3. Die Mousse in Schälchen füllen und mindestens 2 Stunden im Kühlschrank ziehen lassen.
4. Mit Walnüssen garnieren und servieren.

# Johannisbeer-Quarkkuchen

- Zubereitungszeit: 20 Minuten
- Backzeit: 40 Minuten
- Portionsgröße: Für 8 Personen

## Zutaten :

- 200 g Mehl
- 150 g Zucker
- 2 TL Backpulver
- 100 g Butter, geschmolzen
- 2 Eier
- 250 g Quark
- 200 g Johannisbeeren
- Puderzucker zum Bestäuben

## Anweisungen :

1. Backofen auf 180 °C vorheizen.
2. Mehl, Zucker und Backpulver in einer Schüssel vermischen.
3. Butter, Eier und Quark hinzufügen und zu einem glatten Teig verrühren.
4. Den Teig in eine gefettete Kuchenform geben und glatt streichen.
5. Johannisbeeren auf den Teig legen.
6. Im Ofen ca. 40 Minuten backen, bis der Kuchen goldbraun ist.
7. Abkühlen lassen und mit Puderzucker bestäuben.
8. Servieren.

# Kirschkuchen

- Zubereitungszeit: 20 Minuten
- Backzeit: 40 Minuten
- Portionsgröße: Für 8 Personen

## Zutaten :

- 200 g Mehl
- 150 g Zucker
- 2 TL Backpulver
- 100 g Butter, geschmolzen
- 2 Eier
- 100 ml Milch
- 1 TL Vanilleextrakt
- 300 g Kirschen, entsteint
- Puderzucker zum Bestäuben

## Anweisungen :

1. Backofen auf 180 °C vorheizen.
2. Mehl, Zucker und Backpulver in einer Schüssel vermischen.
3. Butter, Eier, Milch und Vanilleextrakt hinzufügen und zu einem glatten Teig verrühren.
4. Den Teig in eine gefettete Kuchenform geben und glatt streichen.
5. Kirschen auf den Teig legen.
6. Im Ofen ca. 40 Minuten backen, bis der Kuchen goldbraun ist.
7. Abkühlen lassen und mit Puderzucker bestäuben.
8. Servieren.

# Kokosmakronen

- Zubereitungszeit: 15 Minuten
- Backzeit: 15 Minuten
- Portionsgröße: Für 20 Makronen

## Zutaten :

- 200 g Kokosraspeln
- 150 g Zucker
- 3 Eiweiß
- 1 TL Vanillezucker
- Prise Salz

## Anweisungen :

1. Backofen auf 160 °C vorheizen.
2. Eiweiß mit einer Prise Salz steif schlagen.
3. Zucker und Vanillezucker langsam unterrühren.
4. Kokosraspeln vorsichtig unterheben.
5. Den Teig in kleinen Portionen auf ein mit Backpapier belegtes Backblech geben.
6. Im Ofen ca. 15 Minuten backen, bis die Makronen goldbraun sind.
7. Abkühlen lassen und servieren.

# Lemon Curd

- Zubereitungszeit: 15 Minuten
- Kochzeit: 10 Minuten
- Portionsgröße: Ergibt 1 Glas

## Zutaten :

- 200 ml Zitronensaft
- 150 g Zucker
- 100 g Butter
- 3 Eier
- 1 TL Zitronenschale, abgerieben

## Anweisungen :

1. Zitronensaft, Zucker und Butter in einem Topf erhitzen, bis die Butter geschmolzen ist.
2. Eier verquirlen und langsam unter ständigem Rühren in den Topf geben.
3. Die Mischung unter Rühren erhitzen, bis sie eindickt.
4. Vom Herd nehmen und Zitronenschale unterrühren.
5. In ein steriles Glas füllen und abkühlen lassen.
6. Im Kühlschrank aufbewahren und als Aufstrich oder Füllung verwenden.

# Linzer Torte

- Zubereitungszeit: 30 Minuten
- Backzeit: 40 Minuten
- Portionsgröße: Für 8 Personen

## Zutaten :

- 300 g Mehl
- 200 g Butter, kalt
- 150 g Zucker
- 100 g gemahlene Haselnüsse
- 1 Ei
- 1 TL Zimt
- 1 TL Backpulver
- 300 g Himbeermarmelade
- Puderzucker zum Bestäuben

## Anweisungen :

1. Backofen auf 180 °C vorheizen.
2. Mehl, Zucker, gemahlene Haselnüsse, Zimt und Backpulver in einer Schüssel vermischen.
3. Butter in kleinen Stücken hinzufügen und mit den Fingerspitzen einarbeiten, bis die Mischung krümelig ist.
4. Ei hinzufügen und zu einem glatten Teig verkneten.
5. Zwei Drittel des Teigs in eine gefettete Springform drücken.
6. Himbeermarmelade darauf verteilen.
7. Den restlichen Teig ausrollen und in Streifen schneiden.
8. Die Teigstreifen gitterförmig auf die Marmelade legen.
9. Im Ofen ca. 40 Minuten backen, bis die Torte goldbraun ist.
10. Abkühlen lassen und mit Puderzucker bestäuben.
11. Servieren.

# Mandelkekse

- Zubereitungszeit: 15 Minuten
- Backzeit: 15 Minuten
- Portionsgröße: Für 24 Kekse

## Zutaten :

- 200 g Mehl
- 100 g Zucker
- 1 TL Backpulver
- 100 g Butter, geschmolzen
- 1 Ei
- 100 g Mandeln, gehackt

## Anweisungen :

1. Backofen auf 180 °C vorheizen.
2. Mehl, Zucker und Backpulver in einer Schüssel vermischen.
3. Butter und Ei hinzufügen und zu einem glatten Teig verrühren.
4. Mandeln unterheben.
5. Den Teig in kleinen Portionen auf ein mit Backpapier belegtes Backblech geben.
6. Im Ofen ca. 15 Minuten backen, bis die Kekse goldbraun sind.
7. Abkühlen lassen und servieren.

# Mango-Panna-Cotta

- Zubereitungszeit: 20 Minuten
- Kühlzeit: 4 Stunden
- Portionsgröße: Für 4 Personen

Zutaten :

- 500 ml Sahne
- 100 g Zucker
- 1 Vanilleschote, ausgekratzt
- 4 Blätter Gelatine
- 1 reife Mango, püriert

Anweisungen :

1. Gelatine in kaltem Wasser einweichen.
2. Sahne, Zucker und Vanillemark in einem Topf erhitzen, aber nicht kochen.
3. Gelatine ausdrücken und in der heißen Sahne auflösen.
4. Sahne in Förmchen füllen und mindestens 4 Stunden kalt stellen.
5. Vor dem Servieren mit Mangopüree überziehen.
6. Kalt servieren.

# Mandelkuchen

- Zubereitungszeit: 20 Minuten
- Backzeit: 40 Minuten
- Portionsgröße: Für 8 Personen

Zutaten :

- 200 g gemahlene Mandeln
- 200 g Zucker
- 4 Eier
- 1 TL Vanilleextrakt
- 1 TL Backpulver
- Puderzucker zum Bestäuben

Anweisungen :

1. Backofen auf 180 °C vorheizen.
2. Zucker und Eier in einer Schüssel schaumig schlagen.
3. Vanilleextrakt hinzufügen.
4. Gemahlene Mandeln und Backpulver unterheben.
5. Den Teig in eine gefettete Kuchenform geben und glatt streichen.
6. Im Ofen ca. 40 Minuten backen, bis der Kuchen goldbraun ist.
7. Abkühlen lassen und mit Puderzucker bestäuben.
8. Servieren.

# Nusskuchen

- Zubereitungszeit: 20 Minuten
- Backzeit: 40 Minuten

- Portionsgröße: Für 8 Personen

Zutaten :

- 200 g Mehl
- 150 g Zucker
- 2 TL Backpulver
- 100 g Butter, geschmolzen
- 2 Eier

- 100 ml Milch
- 1 TL Vanilleextrakt
- 100 g Walnüsse, gehackt
- Puderzucker zum Bestäuben

Anweisungen :

1. Backofen auf 180 °C vorheizen.
2. Mehl, Zucker und Backpulver in einer Schüssel vermischen.
3. Butter, Eier, Milch und Vanilleextrakt hinzufügen und zu einem glatten Teig verrühren.
4. Walnüsse unterheben.
5. Den Teig in eine gefettete Kuchenform geben und glatt streichen.
6. Im Ofen ca. 40 Minuten backen, bis der Kuchen goldbraun ist.
7. Abkühlen lassen und mit Puderzucker bestäuben.
8. Servieren.

# Nougatkugeln

- Zubereitungszeit: 15 Minuten
- Kühlzeit: 1 Stunde

- Portionsgröße: Für 20 Kugeln

Zutaten :

- 200 g Nougat
- 100 g Haselnüsse, gemahlen

- 100 g Schokolade, geschmolzen
- Kakaopulver zum Bestäuben

Anweisungen :

1. Nougat in kleine Stücke schneiden und in einer Schüssel mit gemahlenen Haselnüssen vermischen.
2. Die Mischung zu kleinen Kugeln formen.
3. Kugeln in geschmolzene Schokolade tauchen und auf einem Gitter abtropfen lassen.
4. Mit Kakaopulver bestäuben.
5. Im Kühlschrank fest werden lassen.
6. Kalt servieren.

# Nektarinen-Tarte

- Zubereitungszeit: 20 Minuten
- Backzeit: 40 Minuten

- Portionsgröße: Für 8 Personen

## Zutaten :

- 200 g Mehl
- 100 g Butter, kalt
- 50 g Zucker
- 1 Ei

- 4 Nektarinen, in Scheiben geschnitten
- 2 EL Zucker
- 1 TL Zimt

## Anweisungen :

1. Backofen auf 180 °C vorheizen.
2. Mehl, Zucker und Butter in einer Schüssel zu einer krümeligen Masse vermischen.
3. Ei hinzufügen und zu einem glatten Teig verkneten.
4. Den Teig in eine gefettete Tarteform drücken.
5. Nektarinenscheiben auf den Teig legen.
6. Zucker und Zimt darüberstreuen.
7. Im Ofen ca. 40 Minuten backen, bis die Tarte goldbraun ist.
8. Abkühlen lassen und servieren.

# Orangenkuchen

- Zubereitungszeit: 20 Minuten
- Backzeit: 40 Minuten

- Portionsgröße: Für 8 Personen

## Zutaten :

- 200 g Mehl
- 150 g Zucker
- 2 TL Backpulver
- 100 g Butter, geschmolzen

- 2 Eier
- 100 ml Orangensaft
- 1 TL Orangenschale, abgerieben
- Puderzucker zum Bestäuben

## Anweisungen :

1. Backofen auf 180 °C vorheizen.
2. Mehl, Zucker und Backpulver in einer Schüssel vermischen.
3. Butter, Eier, Orangensaft und Orangenschale hinzufügen und zu einem glatten Teig verrühren.
4. Den Teig in eine gefettete Kuchenform geben und glatt streichen.
5. Im Ofen ca. 40 Minuten backen, bis der Kuchen goldbraun ist.
6. Abkühlen lassen und mit Puderzucker bestäuben.
7. Servieren.

# Orangenpudding

- Zubereitungszeit: 15 Minuten
- Kochzeit: 10 Minuten
- Portionsgröße: Für 4 Personen

## Zutaten :

- 500 ml Orangensaft
- 100 g Zucker
- 3 Eigelb
- 1 EL Maisstärke
- 200 ml Sahne, geschlagen
- Orangenzesten zum Garnieren

## Anweisungen :

1. Orangensaft und Zucker in einem Topf erhitzen.
2. Eigelb und Maisstärke in einer Schüssel glatt rühren.
3. Heißen Orangensaft langsam unter Rühren zu der Eier-Mischung geben.
4. Die Masse zurück in den Topf gießen und unter ständigem Rühren erhitzen, bis sie eindickt.
5. Abkühlen lassen.
6. Geschlagene Sahne unter die abgekühlte Orangencreme heben.
7. In Schälchen füllen und mit Orangenzesten garnieren.
8. Kalt servieren.

# Orangenmousse

- Zubereitungszeit: 15 Minuten
- Kühlzeit: 2 Stunden
- Portionsgröße: Für 4 Personen

## Zutaten :

- 300 ml Sahne
- 100 ml Orangensaft
- 100 g Zucker
- 1 TL Orangenschale, abgerieben
- 4 Blätter Gelatine

## Anweisungen :

1. Gelatine in kaltem Wasser einweichen.
2. Sahne, Orangensaft, Zucker und Orangenschale in einem Topf erhitzen, aber nicht kochen.
3. Gelatine ausdrücken und in der heißen Sahne auflösen.
4. Die Mischung in Förmchen füllen und mindestens 2 Stunden kalt stellen.
5. Vor dem Servieren stürzen und mit Orangenzesten garnieren.
6. Kalt servieren.

# Pistazienkekse

- Zubereitungszeit: 15 Minuten
- Backzeit: 15 Minuten
- Portionsgröße: Für 24 Kekse

## Zutaten :

- 200 g Mehl
- 100 g Zucker
- 1 TL Backpulver
- 100 g Butter, geschmolzen
- 1 Ei
- 100 g Pistazien, gehackt

## Anweisungen :

1. Backofen auf 180 °C vorheizen.
2. Mehl, Zucker und Backpulver in einer Schüssel vermischen.
3. Butter und Ei hinzufügen und zu einem glatten Teig verrühren.
4. Pistazien unterheben.
5. Den Teig in kleinen Portionen auf ein mit Backpapier belegtes Backblech geben.
6. Im Ofen ca. 15 Minuten backen, bis die Kekse goldbraun sind.
7. Abkühlen lassen und servieren.

# Pfirsichkuchen

- Zubereitungszeit: 20 Minuten
- Backzeit: 40 Minuten
- Portionsgröße: Für 8 Personen

## Zutaten :

- 200 g Mehl
- 150 g Zucker
- 2 TL Backpulver
- 100 g Butter, geschmolzen
- 2 Eier
- 100 ml Milch
- 1 TL Vanilleextrakt
- 4 Pfirsiche, in Scheiben geschnitten
- Puderzucker zum Bestäuben

## Anweisungen :

1. Backofen auf 180 °C vorheizen.
2. Mehl, Zucker und Backpulver in einer Schüssel vermischen.
3. Butter, Eier, Milch und Vanilleextrakt hinzufügen und zu einem glatten Teig verrühren.
4. Den Teig in eine gefettete Kuchenform geben und glatt streichen.
5. Pfirsichscheiben auf den Teig legen.
6. Im Ofen ca. 40 Minuten backen, bis der Kuchen goldbraun ist.
7. Abkühlen lassen und mit Puderzucker bestäuben.
8. Servieren.

# Panna Cotta

- Zubereitungszeit: 20 Minuten
- Kühlzeit: 4 Stunden
- Portionsgröße: Für 4 Personen

Zutaten :

- 500 ml Sahne
- 100 g Zucker
- 1 Vanilleschote, ausgekratzt
- 4 Blätter Gelatine
- Frische Beeren zum Garnieren

Anweisungen :

1. Gelatine in kaltem Wasser einweichen.
2. Sahne, Zucker und Vanillemark in einem Topf erhitzen, aber nicht kochen.
3. Gelatine ausdrücken und in der heißen Sahne auflösen.
4. Sahne in Förmchen füllen und mindestens 4 Stunden kalt stellen.
5. Vor dem Servieren stürzen und mit frischen Beeren garnieren.
6. Kalt servieren.

# Quarkauflauf

- Zubereitungszeit: 20 Minuten
- Backzeit: 30 Minuten
- Portionsgröße: Für 4 Personen

Zutaten :

- 500 g Quark
- 100 g Zucker
- 3 Eier
- 100 g Mehl
- 1 TL Vanillezucker
- 1 TL Backpulver
- Zitronenschale, abgerieben

Anweisungen :

1. Backofen auf 180 °C vorheizen.
2. Quark, Zucker, Eier, Mehl, Vanillezucker und Zitronenschale in einer Schüssel glatt rühren.
3. Backpulver unterheben.
4. Die Masse in eine gefettete Auflaufform füllen.
5. Im Ofen ca. 30 Minuten backen, bis der Auflauf goldbraun ist.
6. Abkühlen lassen und servieren.

# Quarkkuchen

- Zubereitungszeit: 20 Minuten
- Backzeit: 60 Minuten
- Portionsgröße: Für 8 Personen

## Zutaten :

- 200 g Kekse (z. B. Butterkekse), zerbröselt
- 100 g Butter, geschmolzen
- 500 g Quark
- 150 g Zucker
- 3 Eier
- 200 ml Sahne
- 1 TL Vanilleextrakt
- Zitronenschale, abgerieben

## Anweisungen :

1. Backofen auf 180 °C vorheizen.
2. Kekskrümel und geschmolzene Butter vermischen und in eine Springform drücken.
3. Quark und Zucker in einer Schüssel glatt rühren.
4. Eier einzeln unterrühren.
5. Sahne, Vanilleextrakt und Zitronenschale hinzufügen und gut vermischen.
6. Die Quarkmasse auf den Keksboden geben und glatt streichen.
7. Im Ofen ca. 60 Minuten backen, bis der Quarkkuchen goldbraun ist.
8. Abkühlen lassen und servieren.

# Quarkbällchen

- Zubereitungszeit: 15 Minuten
- Kochzeit: 10 Minuten
- Portionsgröße: Für 20 Bällchen

## Zutaten :

- 250 g Quark
- 100 g Mehl
- 50 g Zucker
- 1 Ei
- 1 TL Backpulver
- Prise Salz
- Pflanzenöl zum Frittieren
- Puderzucker zum Bestäuben

## Anweisungen :

1. Mehl, Zucker, Backpulver und Salz in einer Schüssel vermischen.
2. Quark und Ei hinzufügen und zu einem glatten Teig verrühren.
3. Pflanzenöl in einem Topf erhitzen.
4. Den Teig mit einem Teelöffel portionsweise in das heiße Öl geben und goldbraun frittieren.
5. Auf Küchenpapier abtropfen lassen.
6. Mit Puderzucker bestäuben und warm servieren.

# Rosinenbrot

- Zubereitungszeit: 20 Minuten
- Backzeit: 40 Minuten
- Portionsgröße: Für 8 Personen

Zutaten :

- 300 g Mehl
- 150 g Zucker
- 2 TL Backpulver
- 100 g Butter, geschmolzen
- 2 Eier
- 100 ml Milch
- 100 g Rosinen
- 1 TL Zimt

Anweisungen :

1. Backofen auf 180 °C vorheizen.
2. Mehl, Zucker, Backpulver und Zimt in einer Schüssel vermischen.
3. Butter, Eier und Milch hinzufügen und zu einem glatten Teig verrühren.
4. Rosinen unterheben.
5. Den Teig in eine gefettete Kastenform geben und glatt streichen.
6. Im Ofen ca. 40 Minuten backen, bis das Rosinenbrot goldbraun ist.
7. Abkühlen lassen und servieren.

# Rhabarberkuchen

- Zubereitungszeit: 20 Minuten
- Backzeit: 40 Minuten
- Portionsgröße: Für 8 Personen

Zutaten :

- 200 g Mehl
- 150 g Zucker
- 2 TL Backpulver
- 100 g Butter, geschmolzen
- 2 Eier
- 100 ml Milch
- 1 TL Vanilleextrakt
- 300 g Rhabarber, in Stücke geschnitten
- Puderzucker zum Bestäuben

Anweisungen :

1. Backofen auf 180 °C vorheizen.
2. Mehl, Zucker und Backpulver in einer Schüssel vermischen.
3. Butter, Eier, Milch und Vanilleextrakt hinzufügen und zu einem glatten Teig verrühren.
4. Den Teig in eine gefettete Kuchenform geben und glatt streichen.
5. Rhabarberstücke auf den Teig legen.
6. Im Ofen ca. 40 Minuten backen, bis der Kuchen goldbraun ist.
7. Abkühlen lassen und mit Puderzucker bestäuben.
8. Servieren.

# Rumkugeln

- Zubereitungszeit: 15 Minuten
- Kühlzeit: 1 Stunde
- Portionsgröße: Für 20 Kugeln

## Zutaten :

- 200 g Butterkekse, zerbröselt
- 100 g Puderzucker
- 50 g Kakao
- 50 ml Rum
- 100 g Schokolade, geschmolzen
- Schokoladenstreusel zum Wälzen

## Anweisungen :

1. Butterkekse, Puderzucker und Kakao in einer Schüssel vermischen.
2. Rum und geschmolzene Schokolade hinzufügen und zu einem glatten Teig verkneten.
3. Die Mischung zu kleinen Kugeln formen.
4. Kugeln in Schokoladenstreusel wälzen.
5. Im Kühlschrank fest werden lassen.
6. Kalt servieren.

# Schokoladenkuchen

- Zubereitungszeit: 20 Minuten
- Backzeit: 40 Minuten
- Portionsgröße: Für 8 Personen

## Zutaten :

- 200 g Mehl
- 150 g Zucker
- 2 TL Backpulver
- 100 g Butter, geschmolzen
- 2 Eier
- 100 ml Milch
- 100 g Zartbitterschokolade, geschmolzen
- 1 TL Vanilleextrakt
- Puderzucker zum Bestäuben

## Anweisungen :

1. Backofen auf 180 °C vorheizen.
2. Mehl, Zucker und Backpulver in einer Schüssel vermischen.
3. Butter, Eier, Milch, geschmolzene Schokolade und Vanilleextrakt hinzufügen und zu einem glatten Teig verrühren.
4. Den Teig in eine gefettete Kuchenform geben und glatt streichen.
5. Im Ofen ca. 40 Minuten backen, bis der Kuchen goldbraun ist.
6. Abkühlen lassen und mit Puderzucker bestäuben.
7. Servieren.

# Sandwich-Kekse

- Zubereitungszeit: 15 Minuten
- Backzeit: 10 Minuten
- Portionsgröße: Für 24 Kekse

Zutaten :

- 200 g Mehl
- 100 g Zucker
- 1 TL Backpulver
- 100 g Butter, geschmolzen
- 1 Ei
- 100 g Schokoladencreme

Anweisungen :

1. Backofen auf 180 °C vorheizen.
2. Mehl, Zucker und Backpulver in einer Schüssel vermischen.
3. Butter und Ei hinzufügen und zu einem glatten Teig verrühren.
4. Den Teig in kleinen Portionen auf ein mit Backpapier belegtes Backblech geben und flach drücken.
5. Im Ofen ca. 10 Minuten backen, bis die Kekse goldbraun sind.
6. Abkühlen lassen.
7. Zwei Kekse mit Schokoladencreme zusammensetzen.
8. Servieren.

# Scones

- Zubereitungszeit: 15 Minuten
- Backzeit: 15 Minuten
- Portionsgröße: Für 12 Scones

Zutaten :

- 250 g Mehl
- 50 g Zucker
- 1 TL Backpulver
- 1 Prise Salz
- 100 g Butter, kalt
- 100 ml Milch
- 1 Ei

Anweisungen :

1. Backofen auf 200 °C vorheizen.
2. Mehl, Zucker, Backpulver und Salz in einer Schüssel vermischen.
3. Butter in kleinen Stücken hinzufügen und mit den Fingerspitzen einarbeiten, bis die Mischung krümelig ist.
4. Milch und Ei hinzufügen und zu einem glatten Teig verrühren.
5. Den Teig auf einer bemehlten Arbeitsfläche ausrollen und Kreise ausstechen.
6. Auf ein mit Backpapier belegtes Backblech legen.
7. Im Ofen ca. 15 Minuten backen, bis die Scones goldbraun sind.
8. Abkühlen lassen und servieren.

# Tiramisu

- Zubereitungszeit: 30 Minuten
- Kühlzeit: 2 Stunden
- Portionsgröße: Für 8 Personen

## Zutaten :

- 250 g Mascarpone
- 200 ml Schlagsahne
- 100 g Zucker
- 1 TL Vanilleextrakt
- 200 g Löffelbiskuits
- 300 ml starker Kaffee, abgekühlt
- 50 ml Amaretto
- Kakaopulver zum Bestäuben

## Anweisungen :

1. Mascarpone, Zucker und Vanilleextrakt in einer Schüssel glatt rühren.
2. Sahne steif schlagen und unter die Mascarpone-Mischung heben.
3. Kaffee und Amaretto in eine flache Schale gießen.
4. Löffelbiskuits kurz in den Kaffee tauchen und den Boden einer Auflaufform damit auslegen.
5. Die Hälfte der Mascarpone-Creme auf die Löffelbiskuits streichen.
6. Eine weitere Schicht getränkter Löffelbiskuits darauflegen und mit der restlichen Creme bedecken.
7. Mit Kakaopulver bestäuben und mindestens 2 Stunden im Kühlschrank ziehen lassen.
8. Servieren.

# Trüffel

- Zubereitungszeit: 15 Minuten
- Kühlzeit: 1 Stunde
- Portionsgröße: Für 20 Trüffel

## Zutaten :

- 200 g dunkle Schokolade, gehackt
- 100 ml Sahne
- 50 g Butter
- Kakaopulver zum Wälzen

## Anweisungen :

1. Sahne und Butter in einem Topf erhitzen, bis die Butter geschmolzen ist.
2. Schokolade hinzufügen und rühren, bis sie geschmolzen ist.
3. Die Mischung abkühlen lassen und dann im Kühlschrank fest werden lassen.
4. Mit einem Teelöffel kleine Portionen der Schokoladenmasse abstechen und zu Kugeln formen.
5. Trüffel in Kakaopulver wälzen.
6. Im Kühlschrank aufbewahren und kalt servieren.

# Tarte Tatin

- Zubereitungszeit: 30 Minuten
- Backzeit: 40 Minuten
- Portionsgröße: Für 8 Personen

## Zutaten :

- 6 Äpfel, geschält und in Scheiben geschnitten
- 150 g Zucker
- 100 g Butter
- 200 g Blätterteig
- Zimt zum Bestäuben

## Anweisungen :

1. Backofen auf 200 °C vorheizen.
2. Zucker und Butter in einer ofenfesten Pfanne erhitzen, bis der Zucker karamellisiert.
3. Apfelscheiben darauflegen und mit Zimt bestäuben.
4. Blätterteig über die Äpfel legen und an den Rändern festdrücken.
5. Im Ofen ca. 40 Minuten backen, bis der Blätterteig goldbraun ist.
6. Die Pfanne aus dem Ofen nehmen und die Tarte vorsichtig auf einen Teller stürzen.
7. Warm servieren.

# Vanillepudding

- Zubereitungszeit: 15 Minuten
- Kochzeit: 10 Minuten
- Portionsgröße: Für 4 Personen

## Zutaten :

- 500 ml Milch
- 100 g Zucker
- 1 Vanilleschote, ausgekratzt
- 3 Eigelb
- 1 EL Maisstärke

## Anweisungen :

1. Milch, Zucker und Vanillemark in einem Topf erhitzen.
2. Eigelb und Maisstärke in einer Schüssel glatt rühren.
3. Heiße Milch langsam unter Rühren zu der Eier-Mischung geben.
4. Die Masse zurück in den Topf gießen und unter ständigem Rühren erhitzen, bis sie eindickt.
5. Abkühlen lassen und in Schälchen füllen.
6. Kalt servieren.

# Vanillekipferl

- Zubereitungszeit: 15 Minuten
- Backzeit: 15 Minuten
- Portionsgröße: Für 24 Kipferl

## Zutaten :

- 200 g Mehl
- 100 g Zucker
- 100 g Butter, kalt
- 100 g Mandeln, gemahlen
- 1 TL Vanillezucker
- Puderzucker zum Bestäuben

## Anweisungen :

1. Backofen auf 160 °C vorheizen.
2. Mehl, Zucker, Vanillezucker und gemahlene Mandeln in einer Schüssel vermischen.
3. Butter in kleinen Stücken hinzufügen und zu einem glatten Teig verkneten.
4. Den Teig zu einer Rolle formen und in kleine Stücke schneiden.
5. Jedes Stück zu einem Kipferl formen und auf ein mit Backpapier belegtes Backblech legen.
6. Im Ofen ca. 15 Minuten backen, bis die Kipferl goldbraun sind.
7. Abkühlen lassen und mit Puderzucker bestäuben.
8. Servieren.

# Vanilleeis

- Zubereitungszeit: 15 Minuten
- Kühlzeit: 4 Stunden
- Portionsgröße: Für 4 Personen

## Zutaten :

- 500 ml Sahne
- 100 g Zucker
- 1 Vanilleschote, ausgekratzt
- 4 Eigelb

## Anweisungen :

1. Sahne, Zucker und Vanillemark in einem Topf erhitzen.
2. Eigelb in einer Schüssel glatt rühren.
3. Heiße Sahne langsam unter Rühren zu den Eigelben geben.
4. Die Masse zurück in den Topf gießen und unter ständigem Rühren erhitzen, bis sie eindickt.
5. Abkühlen lassen und in eine Eismaschine füllen.
6. Nach Anleitung der Maschine gefrieren lassen.
7. Kalt servieren.

# Waffeln

- Zubereitungszeit: 15 Minuten
- Backzeit: 10 Minuten
- Portionsgröße: Für 4 Personen

Zutaten :

- 250 g Mehl
- 100 g Zucker
- 1 TL Backpulver
- 1 Prise Salz
- 100 g Butter, geschmolzen
- 2 Eier
- 300 ml Milch
- 1 TL Vanilleextrakt

Anweisungen :

1. Mehl, Zucker, Backpulver und Salz in einer Schüssel vermischen.
2. Butter, Eier, Milch und Vanilleextrakt hinzufügen und zu einem glatten Teig verrühren.
3. Ein Waffeleisen vorheizen und einfetten.
4. Den Teig portionsweise in das Waffeleisen geben und goldbraun backen.
5. Mit Puderzucker bestäuben und servieren.

# Walnusskuchen

- Zubereitungszeit: 20 Minuten
- Backzeit: 40 Minuten
- Portionsgröße: Für 8 Personen

Zutaten :

- 200 g Mehl
- 150 g Zucker
- 2 TL Backpulver
- 100 g Butter, geschmolzen
- 2 Eier
- 100 ml Milch
- 1 TL Vanilleextrakt
- 100 g Walnüsse, gehackt
- Puderzucker zum Bestäuben

Anweisungen :

1. Backofen auf 180 °C vorheizen.
2. Mehl, Zucker und Backpulver in einer Schüssel vermischen.
3. Butter, Eier, Milch und Vanilleextrakt hinzufügen und zu einem glatten Teig verrühren.
4. Walnüsse unterheben.
5. Den Teig in eine gefettete Kuchenform geben und glatt streichen.
6. Im Ofen ca. 40 Minuten backen, bis der Kuchen goldbraun ist.
7. Abkühlen lassen und mit Puderzucker bestäuben.
8. Servieren.

# Weiße Schokoladenmousse

- Zubereitungszeit: 15 Minuten
- Kühlzeit: 2 Stunden
- Portionsgröße: Für 4 Personen

## Zutaten :

- 200 g weiße Schokolade
- 200 ml Sahne
- 2 Eier
- 2 EL Zucker
- 1 TL Vanilleextrakt

## Anweisungen :

1. Weiße Schokolade in einem Wasserbad schmelzen.
2. Eier trennen. Eigelb mit Zucker und Vanilleextrakt schaumig schlagen.
3. Geschmolzene Schokolade unterrühren.
4. Eiweiß steif schlagen und vorsichtig unter die Schokoladenmischung heben.
5. Sahne steif schlagen und unterheben.
6. Die Mousse in Schälchen füllen und mindestens 2 Stunden im Kühlschrank fest werden lassen.
7. Kalt servieren.

# Zitronenkuchen

- Zubereitungszeit: 20 Minuten
- Backzeit: 40 Minuten
- Portionsgröße: Für 8 Personen

## Zutaten :

- 200 g Mehl
- 150 g Zucker
- 2 TL Backpulver
- 100 g Butter, geschmolzen
- 2 Eier
- 100 ml Zitronensaft
- 1 TL Zitronenschale, abgerieben
- Puderzucker zum Bestäuben

## Anweisungen :

1. Backofen auf 180 °C vorheizen.
2. Mehl, Zucker und Backpulver in einer Schüssel vermischen.
3. Butter, Eier, Zitronensaft und Zitronenschale hinzufügen und zu einem glatten Teig verrühren.
4. Den Teig in eine gefettete Kuchenform geben und glatt streichen.
5. Im Ofen ca. 40 Minuten backen, bis der Kuchen goldbraun ist.
6. Abkühlen lassen und mit Puderzucker bestäuben.
7. Servieren.

# Zimtschnecken

- Zubereitungszeit: 20 Minuten
- Backzeit: 20 Minuten
- Portionsgröße: Für 12 Schnecken

## Zutaten :

- 500 g Mehl
- 70 g Zucker
- 1 Päckchen Trockenhefe
- 200 ml Milch, lauwarm
- 2 Eier
- 70 g Butter, geschmolzen
- 100 g brauner Zucker
- 2 EL Zimt
- 100 g Butter, weich

## Anweisungen :

1. Mehl, Zucker und Trockenhefe in einer Schüssel vermischen.
2. Milch, Eier und geschmolzene Butter hinzufügen und zu einem glatten Teig verkneten.
3. Den Teig abdecken und an einem warmen Ort ca. 1 Stunde gehen lassen, bis er sich verdoppelt hat.
4. Teig auf einer bemehlten Arbeitsfläche ausrollen.
5. Weiche Butter darauf verstreichen und mit braunem Zucker und Zimt bestreuen.
6. Teig aufrollen und in 12 Stücke schneiden.
7. Schnecken auf ein mit Backpapier belegtes Backblech legen.
8. Im Ofen bei 180 °C ca. 20 Minuten backen, bis sie goldbraun sind.
9. Abkühlen lassen und servieren.

# Zwetschgenkuchen

- Zubereitungszeit: 20 Minuten
- Backzeit: 40 Minuten
- Portionsgröße: Für 8 Personen

## Zutaten :

- 200 g Mehl
- 150 g Zucker
- 2 TL Backpulver
- 100 g Butter, geschmolzen
- 2 Eier
- 100 ml Milch
- 1 TL Vanilleextrakt
- 500 g Zwetschgen, entsteint und halbiert
- Puderzucker zum Bestäuben

## Anweisungen :

1. Backofen auf 180 °C vorheizen.
2. Mehl, Zucker und Backpulver in einer Schüssel vermischen.
3. Butter, Eier, Milch und Vanilleextrakt hinzufügen und zu einem glatten Teig verrühren.
4. Den Teig in eine gefettete Kuchenform geben und glatt streichen.
5. Zwetschgen auf den Teig legen.
6. Im Ofen ca. 40 Minuten backen, bis der Kuchen goldbraun ist.
7. Abkühlen lassen und mit Puderzucker bestäuben.
8. Servieren.

# Kapitel 5: Vorspeisen

Die Vorspeisen der kretischen Küche sind kleine, aber feine Gerichte, die den Gaumen auf das Hauptgericht vorbereiten. Von leichten Salaten bis hin zu würzigen Dips – diese Vorspeisen sind perfekt, um eine Mahlzeit zu beginnen.

# Auberginenkaviar

- Zubereitungszeit: 15 Minuten
- Kochzeit: 45 Minuten
- Portionsgröße: Für 4 Personen

Zutaten :

- 2 große Auberginen
- 2 Knoblauchzehen, gehackt
- 3 EL Olivenöl
- Saft einer Zitrone
- 1 EL Tahini
- Salz und Pfeffer nach Geschmack
- Frische Petersilie zum Garnieren

Anweisungen :

1. Backofen auf 200 °C vorheizen.
2. Auberginen mit einer Gabel einstechen und auf ein Backblech legen.
3. Im Ofen ca. 45 Minuten backen, bis die Auberginen weich sind.
4. Auberginen abkühlen lassen, schälen und das Fruchtfleisch in eine Schüssel geben.
5. Knoblauch, Olivenöl, Zitronensaft und Tahini hinzufügen und gut vermischen.
6. Mit Salz und Pfeffer abschmecken.
7. Mit frischer Petersilie garnieren und servieren.

# Avocado-Hummus

- Zubereitungszeit: 10 Minuten
- Kochzeit: 0 Minuten
- Portionsgröße: Für 4 Personen

Zutaten :

- 1 reife Avocado
- 1 Dose Kichererbsen (400 g), abgetropft und abgespült
- 2 EL Tahini
- 2 EL Olivenöl
- Saft einer Zitrone
- 1 Knoblauchzehe, gehackt
- Salz und Pfeffer nach Geschmack
- Paprikapulver und Olivenöl zum Garnieren

Anweisungen :

1. Avocado, Kichererbsen, Tahini, Olivenöl, Zitronensaft und Knoblauch in einen Mixer geben und pürieren, bis eine glatte Masse entsteht.
2. Mit Salz und Pfeffer abschmecken.
3. In eine Schüssel geben, mit Paprikapulver bestreuen und mit etwas Olivenöl beträufeln.
4. Mit Fladenbrot oder Gemüsesticks servieren.

# Artischocken-Dip

- Zubereitungszeit: 10 Minuten
- Kochzeit: 0 Minuten
- Portionsgröße: Für 4 Personen

## Zutaten :

- 1 Dose Artischockenherzen (400 g), abgetropft und gehackt
- 100 g Frischkäse
- 2 EL Mayonnaise
- 1 Knoblauchzehe, gehackt
- Saft einer Zitrone
- Salz und Pfeffer nach Geschmack
- Frische Petersilie zum Garnieren

## Anweisungen :

1. Artischockenherzen, Frischkäse, Mayonnaise, Knoblauch und Zitronensaft in eine Schüssel geben und gut vermischen.
2. Mit Salz und Pfeffer abschmecken.
3. In eine Servierschale geben und mit frischer Petersilie garnieren.
4. Mit Crackern oder Brot servieren.

# Bruschetta mit Tomaten

- Zubereitungszeit: 10 Minuten
- Kochzeit: 5 Minuten
- Portionsgröße: Für 4 Personen

## Zutaten :

- 4 Scheiben Baguette
- 2 Tomaten, gewürfelt
- 1 Knoblauchzehe, gehackt
- 3 EL Olivenöl
- Salz und Pfeffer nach Geschmack
- Frische Basilikumblätter zum Garnieren

## Anweisungen :

1. Baguettescheiben im Ofen oder auf dem Grill rösten, bis sie goldbraun sind.
2. Tomaten, Knoblauch und Olivenöl in einer Schüssel vermischen.
3. Mit Salz und Pfeffer abschmecken.
4. Tomatenmischung auf die gerösteten Baguettescheiben geben.
5. Mit frischen Basilikumblättern garnieren und sofort servieren.

# Blätterteig-Taschen mit Spinat und Feta

- Zubereitungszeit: 15 Minuten
- Kochzeit: 20 Minuten
- Portionsgröße: Für 4 Personen

## Zutaten :

- 1 Packung Blätterteig
- 200 g frischer Spinat, gehackt
- 150 g Feta, zerbröckelt
- 1 Ei
- 1 Knoblauchzehe, gehackt
- 2 EL Olivenöl
- Salz und Pfeffer nach Geschmack
- Sesam zum Bestreuen

## Anweisungen :

1. Backofen auf 200 °C vorheizen.
2. Olivenöl in einer Pfanne erhitzen und Knoblauch darin anbraten.
3. Spinat hinzufügen und kurz dünsten, bis er zusammenfällt.
4. Vom Herd nehmen und Feta unterrühren.
5. Mit Salz und Pfeffer abschmecken.
6. Blätterteig in Quadrate schneiden und die Spinat-Feta-Mischung darauf verteilen.
7. Teig zu Dreiecken falten und die Ränder gut andrücken.
8. Mit verquirltem Ei bestreichen und mit Sesam bestreuen.
9. Im Ofen ca. 20 Minuten backen, bis die Taschen goldbraun sind.
10. Warm servieren.

# Baba Ghanoush

- Zubereitungszeit: 10 Minuten
- Kochzeit: 40 Minuten
- Portionsgröße: Für 4 Personen

## Zutaten :

- 2 große Auberginen
- 2 Knoblauchzehen, gehackt
- 3 EL Tahini
- Saft einer Zitrone
- 2 EL Olivenöl
- Salz und Pfeffer nach Geschmack
- Paprikapulver und frische Petersilie zum Garnieren

## Anweisungen :

1. Backofen auf 200 °C vorheizen.
2. Auberginen mit einer Gabel einstechen und auf ein Backblech legen.
3. Im Ofen ca. 40 Minuten backen, bis die Auberginen weich sind.
4. Auberginen abkühlen lassen, schälen und das Fruchtfleisch in eine Schüssel geben.
5. Knoblauch, Tahini, Zitronensaft und Olivenöl hinzufügen und gut vermischen.
6. Mit Salz und Pfeffer abschmecken.
7. Mit Paprikapulver bestreuen und mit frischer Petersilie garnieren.
8. Mit Fladenbrot servieren.

# Crostini mit Ziegenkäse und Honig

- Zubereitungszeit: 10 Minuten
- Kochzeit: 5 Minuten
- Portionsgröße: Für 4 Personen

## Zutaten :

- 4 Scheiben Baguette
- 200 g Ziegenkäse
- 2 EL Honig
- Frische Thymianblätter
- Salz und Pfeffer nach Geschmack

## Anweisungen :

1. Baguettescheiben im Ofen oder auf dem Grill rösten, bis sie goldbraun sind.
2. Ziegenkäse auf die gerösteten Baguettescheiben streichen.
3. Mit Honig beträufeln.
4. Mit frischen Thymianblättern, Salz und Pfeffer garnieren.
5. Sofort servieren.

# Caponata

- Zubereitungszeit: 15 Minuten
- Kochzeit: 40 Minuten
- Portionsgröße: Für 4 Personen

## Zutaten :

- 2 Auberginen, gewürfelt
- 1 rote Paprika, gewürfelt
- 1 Zwiebel, gehackt
- 2 Stangen Sellerie, gehackt
- 3 EL Olivenöl
- 400 g gehackte Tomaten (aus der Dose)
- 2 EL Kapern
- 1 EL Zucker
- 2 EL Rotweinessig
- Salz und Pfeffer nach Geschmack
- Frische Basilikumblätter zum Garnieren

## Anweisungen :

1. Olivenöl in einer großen Pfanne erhitzen und Auberginen, Paprika, Zwiebel und Sellerie darin anbraten.
2. Tomaten, Kapern, Zucker und Essig hinzufügen und gut vermengen.
3. Mit Salz und Pfeffer abschmecken.
4. Zugedeckt bei mittlerer Hitze ca. 40 Minuten köcheln lassen, bis das Gemüse weich ist.
5. Mit frischen Basilikumblättern garnieren und warm oder kalt servieren.

# Datteln im Speckmantel

- Zubereitungszeit: 10 Minuten
- Kochzeit: 10 Minuten
- Portionsgröße: Für 4 Personen

Zutaten :

- 20 getrocknete Datteln, entsteint
- 10 Scheiben Speck, halbiert
- 20 Mandeln

Anweisungen :

1. In jede Dattel eine Mandel stecken.
2. Jede Dattel mit einer halben Speckscheibe umwickeln und mit einem Zahnstocher fixieren.
3. Eine Pfanne erhitzen und die Datteln im Speckmantel von allen Seiten anbraten, bis der Speck knusprig ist.
4. Warm servieren.

# Dreifarbiger Paprikasalat

- Zubereitungszeit: 15 Minuten
- Kochzeit: 0 Minuten
- Portionsgröße: Für 4 Personen

Zutaten :

- 1 rote Paprika, gewürfelt
- 1 gelbe Paprika, gewürfelt
- 1 grüne Paprika, gewürfelt
- 1 kleine rote Zwiebel, fein gehackt
- 3 EL Olivenöl
- 1 EL Weißweinessig
- Salz und Pfeffer nach Geschmack
- Frische Petersilie zum Garnieren

Anweisungen :

1. Paprika und Zwiebel in eine Schüssel geben.
2. Olivenöl und Essig hinzufügen und gut vermengen.
3. Mit Salz und Pfeffer abschmecken.
4. Mit frischer Petersilie garnieren und servieren.

# Eingelegte Oliven

- Zubereitungszeit: 10 Minuten
- Kochzeit: 0 Minuten
- Portionsgröße: Für 4 Personen

Zutaten :

- 200 g gemischte Oliven
- 2 Knoblauchzehen, in Scheiben geschnitten
- 1 Zitrone, in Scheiben geschnitten
- 2 EL Olivenöl
- 1 TL getrockneter Oregano
- 1 TL Paprikapulver
- Salz und Pfeffer nach Geschmack

Anweisungen :

1. Oliven, Knoblauch und Zitronenscheiben in eine Schüssel geben.
2. Olivenöl, Oregano und Paprikapulver hinzufügen und gut vermengen.
3. Mit Salz und Pfeffer abschmecken.
4. Mindestens 1 Stunde ziehen lassen und servieren.

# Eiersalat mit Joghurt

- Zubereitungszeit: 15 Minuten
- Kochzeit: 10 Minuten
- Portionsgröße: Für 4 Personen

Zutaten :

- 6 Eier, hart gekocht und gewürfelt
- 200 g griechischer Joghurt
- 1 EL Senf
- 2 EL Mayonnaise
- 1 EL gehackter Dill
- 1 EL gehackte Petersilie
- Salz und Pfeffer nach Geschmack

Anweisungen :

1. Joghurt, Senf und Mayonnaise in einer Schüssel glatt rühren.
2. Eier, Dill und Petersilie hinzufügen und gut vermengen.
3. Mit Salz und Pfeffer abschmecken.
4. Kalt servieren.

# Erbsen-Minz-Suppe

- Zubereitungszeit: 10 Minuten
- Kochzeit: 20 Minuten
- Portionsgröße: Für 4 Personen

Zutaten :

- 500 g Erbsen (frisch oder gefroren)
- 1 Zwiebel, gehackt
- 1 EL Olivenöl
- 1 L Gemüsebrühe
- Salz und Pfeffer nach Geschmack
- 1 Bund frische Minze, gehackt
- 100 ml Sahne

Anweisungen :

1. Olivenöl in einem Topf erhitzen und die Zwiebel darin anbraten.
2. Erbsen und Gemüsebrühe hinzufügen und zum Kochen bringen.
3. Etwa 15 Minuten köcheln lassen, bis die Erbsen weich sind.
4. Mit einem Stabmixer pürieren, bis die Suppe glatt ist.
5. Mit Salz und Pfeffer abschmecken.
6. Minze und Sahne unterrühren.
7. Kalt oder warm servieren.

# Feldsalat mit Walnüssen und Apfel

- Zubereitungszeit: 15 Minuten
- Kochzeit: 0 Minuten
- Portionsgröße: Für 4 Personen

Zutaten :

- 200 g Feldsalat
- 1 Apfel, in dünne Scheiben geschnitten
- 50 g Walnüsse, gehackt
- 3 EL Olivenöl
- 1 EL Apfelessig
- 1 TL Honig
- Salz und Pfeffer nach Geschmack

Anweisungen :

1. Feldsalat, Apfel und Walnüsse in eine Schüssel geben.
2. Olivenöl, Apfelessig und Honig in einer kleinen Schüssel verrühren und über den Salat gießen.
3. Mit Salz und Pfeffer abschmecken.
4. Vorsichtig vermengen und servieren.

# Halloumi-Grillspieße

- Zubereitungszeit: 10 Minuten
- Kochzeit: 10 Minuten
- Portionsgröße: Für 4 Personen

Zutaten :

- 200 g Halloumi, in Würfel geschnitten
- 1 rote Paprika, in Stücke geschnitten
- 1 gelbe Paprika, in Stücke geschnitten
- 1 Zucchini, in Scheiben geschnitten
- 2 EL Olivenöl
- Saft einer Zitrone
- 1 TL getrockneter Oregano
- Salz und Pfeffer nach Geschmack

Anweisungen :

1. Halloumi, Paprika und Zucchini abwechselnd auf Spieße stecken.
2. Olivenöl, Zitronensaft und Oregano in einer Schüssel vermischen und die Spieße damit bestreichen.
3. Mit Salz und Pfeffer abschmecken.
4. Eine Grillpfanne erhitzen und die Spieße darin ca. 10 Minuten grillen, bis das Gemüse weich und der Halloumi goldbraun ist.
5. Warm servieren.

# Italienische Oliven-Tapenade

- Zubereitungszeit: 10 Minuten
- Kochzeit: 0 Minuten
- Portionsgröße: Für 4 Personen

Zutaten :

- 200 g schwarze Oliven, entsteint
- 2 EL Kapern
- 1 Knoblauchzehe, gehackt
- 3 EL Olivenöl
- Saft einer Zitrone
- Salz und Pfeffer nach Geschmack

Anweisungen :

1. Oliven, Kapern, Knoblauch und Olivenöl in einen Mixer geben und grob pürieren.
2. Zitronensaft hinzufügen und gut vermengen.
3. Mit Salz und Pfeffer abschmecken.
4. In eine Schüssel geben und servieren.

# Joghurt-Minz-Dip

- Zubereitungszeit: 10 Minuten
- Kochzeit: 0 Minuten
- Portionsgröße: Für 4 Personen

Zutaten :

- 200 g griechischer Joghurt
- 2 EL gehackte frische Minze
- 1 Knoblauchzehe, gehackt
- Saft einer Zitrone
- Salz und Pfeffer nach Geschmack

Anweisungen :

1. Joghurt, Minze, Knoblauch und Zitronensaft in einer Schüssel glatt rühren.
2. Mit Salz und Pfeffer abschmecken.
3. Kalt servieren.

# Joghurt-Kräuter-Dip

- Zubereitungszeit: 10 Minuten
- Kochzeit: 0 Minuten
- Portionsgröße: Für 4 Personen

## Zutaten :

- 200 g griechischer Joghurt
- 2 EL gehackte frische Kräuter (z. B. Petersilie, Dill, Schnittlauch)
- 1 Knoblauchzehe, gehackt
- Saft einer Zitrone
- Salz und Pfeffer nach Geschmack

## Anweisungen :

1. Joghurt, Kräuter, Knoblauch und Zitronensaft in einer Schüssel glatt rühren.
2. Mit Salz und Pfeffer abschmecken.
3. Kalt servieren.

# Jalapeño-Poppers

- Zubereitungszeit: 20 Minuten
- Kochzeit: 10 Minuten
- Portionsgröße: Für 4 Personen

## Zutaten :

- 12 Jalapeños, entkernt und halbiert
- 100 g Frischkäse
- 50 g geriebener Cheddar
- 50 g Semmelbrösel
- 1 Ei, geschlagen
- Pflanzenöl zum Frittieren

## Anweisungen :

1. Frischkäse und Cheddar in einer Schüssel vermengen.
2. Die Mischung in die Jalapeño-Hälften füllen.
3. Die gefüllten Jalapeños erst in Ei, dann in Semmelbröseln wenden.
4. Pflanzenöl in einem Topf erhitzen und die Jalapeños darin goldbraun frittieren.
5. Auf Küchenpapier abtropfen lassen und warm servieren.

# Kopfsalat mit Granatapfelkernen

- Zubereitungszeit: 10 Minuten
- Kochzeit: 0 Minuten
- Portionsgröße: Für 4 Personen

## Zutaten :

- 200 g Kopfsalat
- 100 g Granatapfelkerne
- 3 EL Olivenöl
- 1 EL Balsamico-Essig
- Salz und Pfeffer nach Geschmack

## Anweisungen :

1. Kopfsalat in mundgerechte Stücke zupfen und in eine Schüssel geben.
2. Granatapfelkerne hinzufügen.
3. Olivenöl und Balsamico-Essig in einer kleinen Schüssel verrühren und über den Salat gießen.
4. Mit Salz und Pfeffer abschmecken.
5. Vorsichtig vermengen und servieren.

# Knoblauchgarnelen

- Zubereitungszeit: 10 Minuten
- Kochzeit: 10 Minuten
- Portionsgröße: Für 4 Personen

Zutaten :

- 500 g Garnelen, geschält und entdarmt
- 4 Knoblauchzehen, gehackt
- 3 EL Olivenöl
- Saft einer Zitrone
- Salz und Pfeffer nach Geschmack
- Frische Petersilie zum Garnieren

Anweisungen :

1. Olivenöl in einer Pfanne erhitzen und den Knoblauch darin anbraten.
2. Garnelen hinzufügen und unter Rühren braten, bis sie rosa und durchgegart sind.
3. Zitronensaft hinzufügen und gut vermengen.
4. Mit Salz und Pfeffer abschmecken.
5. Mit frischer Petersilie garnieren und servieren.

# Linsensalat mit Feta

- Zubereitungszeit: 15 Minuten
- Kochzeit: 20 Minuten
- Portionsgröße: Für 4 Personen

Zutaten :

- 200 g Linsen
- 1 kleine rote Zwiebel, fein gehackt
- 1 rote Paprika, gewürfelt
- 200 g Feta, gewürfelt
- 3 EL Olivenöl
- Saft einer Zitrone
- Salz und Pfeffer nach Geschmack
- Frische Petersilie zum Garnieren

Anweisungen :

1. Linsen nach Packungsanweisung kochen, abgießen und abkühlen lassen.
2. Zwiebel, Paprika und Feta in eine Schüssel geben.
3. Linsen hinzufügen und gut vermischen.
4. Olivenöl und Zitronensaft hinzufügen und gut vermengen.
5. Mit Salz und Pfeffer abschmecken.
6. Mit frischer Petersilie garnieren und servieren.

# Labneh mit Kräutern

- Zubereitungszeit: 10 Minuten
- Kochzeit: 0 Minuten
- Portionsgröße: Für 4 Personen

Zutaten :

- 200 g Labneh
- 2 EL gehackte frische Kräuter (z. B. Petersilie, Dill, Schnittlauch)
- 1 Knoblauchzehe, gehackt
- Saft einer Zitrone
- Salz und Pfeffer nach Geschmack

Anweisungen :

1. Labneh, Kräuter, Knoblauch und Zitronensaft in einer Schüssel glatt rühren.
2. Mit Salz und Pfeffer abschmecken.
3. Kalt servieren.

# Lauwarmer Kartoffelsalat

- Zubereitungszeit: 15 Minuten
- Kochzeit: 20 Minuten
- Portionsgröße: Für 4 Personen

## Zutaten :

- 500 g Kartoffeln, in Scheiben geschnitten
- 1 kleine rote Zwiebel, fein gehackt
- 3 EL Olivenöl
- 1 EL Weißweinessig
- 1 TL Senf
- Salz und Pfeffer nach Geschmack
- Frische Petersilie zum Garnieren

## Anweisungen :

1. Kartoffeln in kochendem Wasser ca. 15-20 Minuten garen, bis sie weich sind. Abgießen und abkühlen lassen.
2. Zwiebel, Olivenöl, Essig und Senf in eine Schüssel geben und gut vermischen.
3. Kartoffeln hinzufügen und vorsichtig unterheben.
4. Mit Salz und Pfeffer abschmecken.
5. Mit frischer Petersilie garnieren und servieren.

# Mozzarella-Sticks

- Zubereitungszeit: 20 Minuten
- Kochzeit: 10 Minuten
- Portionsgröße: Für 4 Personen

## Zutaten :

- 200 g Mozzarella, in Sticks geschnitten
- 50 g Mehl
- 2 Eier, geschlagen
- 100 g Semmelbrösel
- Pflanzenöl zum Frittieren
- Salz und Pfeffer nach Geschmack
- Tomatensauce zum Dippen

## Anweisungen :

1. Mozzarella-Sticks in Mehl wenden, dann in geschlagenem Ei und anschließend in Semmelbröseln.
2. Pflanzenöl in einem Topf erhitzen.
3. Mozzarella-Sticks portionsweise frittieren, bis sie goldbraun sind.
4. Auf Küchenpapier abtropfen lassen und mit Salz und Pfeffer abschmecken.
5. Mit Tomatensauce servieren.

# Minestrone

- Zubereitungszeit: 15 Minuten
- Kochzeit: 30 Minuten

## Zutaten :

- 1 Zwiebel, gehackt
- 2 Knoblauchzehen, gehackt
- 2 Karotten, gewürfelt
- 2 Stangen Sellerie, gewürfelt
- 1 Zucchini, gewürfelt
- 1 Dose gehackte Tomaten (400 g)

- Portionsgröße: Für 4 Personen

- 1 L Gemüsebrühe
- 1 TL getrockneter Oregano
- Salz und Pfeffer nach Geschmack
- 100 g kleine Nudeln
- Frische Petersilie zum Garnieren

## Anweisungen :

1. Olivenöl in einem großen Topf erhitzen und Zwiebel und Knoblauch darin anbraten.
2. Karotten, Sellerie und Zucchini hinzufügen und kurz mitbraten.
3. Gehackte Tomaten, Gemüsebrühe und Oregano hinzufügen und gut vermengen.
4. Mit Salz und Pfeffer abschmecken.
5. Zum Kochen bringen und die Nudeln hinzufügen.
6. Ca. 15 Minuten köcheln lassen, bis die Nudeln al dente sind.
7. Mit frischer Petersilie garnieren und servieren.

# Nüsslisalat mit Ei

- Zubereitungszeit: 15 Minuten
- Kochzeit: 10 Minuten

## Zutaten :

- 200 g Nüsslisalat (Feldsalat)
- 4 Eier, hart gekocht und geviertelt
- 50 g Speckwürfel, knusprig gebraten
- 3 EL Olivenöl

- Portionsgröße: Für 4 Personen

- 1 EL Weißweinessig
- 1 TL Senf
- Salz und Pfeffer nach Geschmack

## Anweisungen :

1. Feldsalat, Eier und Speck in eine Schüssel geben.
2. Olivenöl, Essig und Senf in einer kleinen Schüssel verrühren und über den Salat gießen.
3. Mit Salz und Pfeffer abschmecken.
4. Vorsichtig vermengen und servieren.

# Naan-Brot mit Joghurt-Dip

- Zubereitungszeit: 15 Minuten
- Kochzeit: 10 Minuten
- Portionsgröße: Für 4 Personen

Zutaten :

- 2 Naan-Brote
- 200 g griechischer Joghurt
- 1 EL gehackte frische Minze
- 1 Knoblauchzehe, gehackt
- Saft einer Zitrone
- Salz und Pfeffer nach Geschmack

Anweisungen :

1. Naan-Brote im Ofen oder in einer Pfanne kurz erwärmen.
2. Joghurt, Minze, Knoblauch und Zitronensaft in einer Schüssel glatt rühren.
3. Mit Salz und Pfeffer abschmecken.
4. Naan-Brote in Stücke schneiden und mit dem Joghurt-Dip servieren.

# Nachos mit Guacamole

- Zubereitungszeit: 15 Minuten
- Kochzeit: 0 Minuten
- Portionsgröße: Für 4 Personen

Zutaten :

- 200 g Tortilla-Chips
- 2 Avocados, zerdrückt
- 1 Tomate, fein gewürfelt
- 1 kleine rote Zwiebel, fein gehackt
- 1 Knoblauchzehe, gehackt
- Saft einer Limette
- Salz und Pfeffer nach Geschmack
- Frische Korianderblätter zum Garnieren

Anweisungen :

1. Avocados, Tomate, Zwiebel, Knoblauch und Limettensaft in einer Schüssel vermengen.
2. Mit Salz und Pfeffer abschmecken.
3. Tortilla-Chips auf einem Teller anrichten.
4. Guacamole darüber verteilen.
5. Mit frischen Korianderblättern garnieren und servieren.

# Ofengeröstete Kichererbsen

- Zubereitungszeit: 10 Minuten
- Kochzeit: 30 Minuten
- Portionsgröße: Für 4 Personen

Zutaten :

- 1 Dose Kichererbsen (400 g), abgetropft und gespült
- 2 EL Olivenöl
- 1 TL Paprikapulver
- 1 TL Kreuzkümmel
- Salz und Pfeffer nach Geschmack

Anweisungen :

1. Backofen auf 200 °C vorheizen.
2. Kichererbsen in eine Schüssel geben und mit Olivenöl, Paprikapulver und Kreuzkümmel vermengen.
3. Auf ein Backblech legen und im Ofen ca. 30 Minuten rösten, bis sie knusprig sind.
4. Mit Salz und Pfeffer abschmecken.
5. Warm servieren.

# Paprikasuppe

- Zubereitungszeit: 15 Minuten
- Kochzeit: 20 Minuten
- Portionsgröße: Für 4 Personen

Zutaten :

- 4 rote Paprika, gewürfelt
- 1 Zwiebel, gehackt
- 2 Knoblauchzehen, gehackt
- 3 EL Olivenöl
- 1 L Gemüsebrühe
- Salz und Pfeffer nach Geschmack
- 1 TL Paprikapulver
- Frische Petersilie zum Garnieren

Anweisungen :

1. Olivenöl in einem Topf erhitzen und Zwiebel und Knoblauch darin anbraten.
2. Paprika hinzufügen und kurz mitbraten.
3. Gemüsebrühe und Paprikapulver hinzufügen und gut vermengen.
4. Mit Salz und Pfeffer abschmecken.
5. Zum Kochen bringen und ca. 20 Minuten köcheln lassen, bis die Paprika weich ist.
6. Mit einem Stabmixer pürieren, bis die Suppe glatt ist.
7. Mit frischer Petersilie garnieren und servieren.

# Pilzragout

- Zubereitungszeit: 15 Minuten
- Kochzeit: 20 Minuten
- Portionsgröße: Für 4 Personen

Zutaten :

- 500 g gemischte Pilze, geschnitten
- 1 Zwiebel, gehackt
- 2 Knoblauchzehen, gehackt
- 3 EL Olivenöl
- 200 ml Sahne
- Salz und Pfeffer nach Geschmack
- 1 TL getrockneter Thymian
- Frische Petersilie zum Garnieren

Anweisungen :

1. Olivenöl in einer Pfanne erhitzen und Zwiebel und Knoblauch darin anbraten.
2. Pilze hinzufügen und ca. 10 Minuten braten, bis sie weich sind.
3. Sahne und Thymian hinzufügen und gut vermengen.
4. Mit Salz und Pfeffer abschmecken.
5. Weitere 10 Minuten köcheln lassen, bis die Sauce eingedickt ist.
6. Mit frischer Petersilie garnieren und servieren.

# Quiche Lorraine

- Zubereitungszeit: 20 Minuten
- Backzeit: 40 Minuten
- Portionsgröße: Für 4 Personen

## Zutaten :

- 200 g Mürbeteig
- 200 g Speckwürfel
- 1 Zwiebel, gehackt
- 200 g geriebener Käse
- 3 Eier
- 200 ml Sahne
- Salz und Pfeffer nach Geschmack
- Prise Muskatnuss

## Anweisungen :

1. Backofen auf 180 °C vorheizen.
2. Mürbeteig in eine Quicheform legen und den Rand hochdrücken.
3. Speck und Zwiebel in einer Pfanne anbraten und auf dem Teig verteilen.
4. Käse darüber streuen.
5. Eier und Sahne in einer Schüssel verquirlen und mit Salz, Pfeffer und Muskatnuss abschmecken.
6. Die Eier-Sahne-Mischung über den Speck und Käse gießen.
7. Im Ofen ca. 40 Minuten backen, bis die Quiche goldbraun ist.
8. Warm servieren.

# Radieschensalat

- Zubereitungszeit: 10 Minuten
- Kochzeit: 0 Minuten
- Portionsgröße: Für 4 Personen

## Zutaten :

- 1 Bund Radieschen, in dünne Scheiben geschnitten
- 1 kleine rote Zwiebel, fein gehackt
- 3 EL Olivenöl
- 1 EL Weißweinessig
- Salz und Pfeffer nach Geschmack
- Frische Petersilie zum Garnieren

## Anweisungen :

1. Radieschen und Zwiebel in eine Schüssel geben.
2. Olivenöl und Essig hinzufügen und gut vermengen.
3. Mit Salz und Pfeffer abschmecken.
4. Mit frischer Petersilie garnieren und servieren.

# Selleriesalat

- Zubereitungszeit: 15 Minuten
- Kochzeit: 0 Minuten
- Portionsgröße: Für 4 Personen

Zutaten :

- 4 Stangen Sellerie, fein gehackt
- 1 Apfel, gewürfelt
- 1 kleine rote Zwiebel, fein gehackt
- 3 EL Olivenöl
- 1 EL Apfelessig
- Salz und Pfeffer nach Geschmack
- Frische Petersilie zum Garnieren

Anweisungen :

1. Sellerie, Apfel und Zwiebel in eine Schüssel geben.
2. Olivenöl und Apfelessig hinzufügen und gut vermengen.
3. Mit Salz und Pfeffer abschmecken.
4. Mit frischer Petersilie garnieren und servieren.

# Ziegenkäse mit Honig

- Zubereitungszeit: 5 Minuten
- Kochzeit: 5 Minuten
- Portionsgröße: Für 4 Personen

Zutaten :

- 200 g Ziegenkäse, in Scheiben geschnitten
- 3 EL Honig
- 1 TL Thymian
- Frisches Baguette zum Servieren

Anweisungen :

1. Ziegenkäse auf einem Teller anrichten.
2. Honig und Thymian darüber träufeln.
3. Unter dem Grill im Ofen ca. 5 Minuten backen, bis der Käse leicht geschmolzen ist.
4. Mit frischem Baguette servieren.

# Zitronen-Knoblauch-Hühnchen

- Zubereitungszeit: 15 Minuten
- Kochzeit: 30 Minuten
- Portionsgröße: Für 4 Personen

Zutaten :

- 500 g Hühnchenbrustfilets
- Saft von 2 Zitronen
- 4 Knoblauchzehen, gehackt
- 3 EL Olivenöl
- Salz und Pfeffer nach Geschmack
- Frische Petersilie zum Garnieren

Anweisungen :

1. Backofen auf 200 °C vorheizen.
2. Hühnchenbrustfilets in eine Auflaufform legen.
3. Zitronensaft, Knoblauch und Olivenöl darüber gießen.
4. Mit Salz und Pfeffer abschmecken.
5. Im Ofen ca. 30 Minuten backen, bis das Hühnchen durchgegart ist.
6. Mit frischer Petersilie garnieren und servieren.

Suppen sind eine zentrale Komponente der kretischen Küche, die sowohl als Vorspeise als auch als Hauptgericht serviert werden können. Sie sind nahrhaft, vielseitig und bieten eine große Bandbreite an Geschmacksrichtungen.

# Avgolemono-Suppe

- Zubereitungszeit: 15 Minuten
- Kochzeit: 30 Minuten
- Portionsgröße: Für 4 Personen

## Zutaten :

- 1 L Hühnerbrühe
- 200 g Hähnchenbrustfilets, gewürfelt
- 100 g Reis
- 2 Eier
- Saft von 2 Zitronen
- Salz und Pfeffer nach Geschmack
- Frische Petersilie zum Garnieren

## Anweisungen :

1. Hühnerbrühe in einem Topf zum Kochen bringen.
2. Hähnchen und Reis hinzufügen und ca. 20 Minuten köcheln lassen, bis der Reis gar ist.
3. In einer Schüssel Eier und Zitronensaft verquirlen.
4. Eine Kelle der heißen Brühe langsam unter Rühren zu der Eier-Zitronen-Mischung geben.
5. Die Mischung zurück in den Topf gießen und gut verrühren.
6. Mit Salz und Pfeffer abschmecken.
7. Mit frischer Petersilie garnieren und servieren.

# Artischockensuppe

- Zubereitungszeit: 20 Minuten
- Kochzeit: 40 Minuten
- Portionsgröße: Für 4 Personen

## Zutaten :

- 4 Artischockenherzen, gehackt
- 1 Zwiebel, gehackt
- 2 Knoblauchzehen, gehackt
- 3 EL Olivenöl
- 1 L Gemüsebrühe
- 200 ml Sahne
- Salz und Pfeffer nach Geschmack
- Frische Petersilie zum Garnieren

## Anweisungen :

1. Olivenöl in einem Topf erhitzen und Zwiebel und Knoblauch darin anbraten.
2. Artischockenherzen hinzufügen und kurz mitbraten.
3. Gemüsebrühe hinzufügen und zum Kochen bringen.
4. Ca. 30 Minuten köcheln lassen, bis die Artischocken weich sind.
5. Mit einem Stabmixer pürieren, bis die Suppe glatt ist.
6. Sahne unterrühren und mit Salz und Pfeffer abschmecken.
7. Mit frischer Petersilie garnieren und servieren.

# Auberginensuppe

- Zubereitungszeit: 20 Minuten
- Kochzeit: 40 Minuten
- Portionsgröße: Für 4 Personen

## Zutaten :

- 2 große Auberginen, gewürfelt
- 1 Zwiebel, gehackt
- 2 Knoblauchzehen, gehackt
- 3 EL Olivenöl
- 1 L Gemüsebrühe
- 200 ml Sahne
- Salz und Pfeffer nach Geschmack
- Frische Petersilie zum Garnieren

## Anweisungen :

1. Olivenöl in einem Topf erhitzen und Zwiebel und Knoblauch darin anbraten.
2. Auberginen hinzufügen und kurz mitbraten.
3. Gemüsebrühe hinzufügen und zum Kochen bringen.
4. Ca. 30 Minuten köcheln lassen, bis die Auberginen weich sind.
5. Mit einem Stabmixer pürieren, bis die Suppe glatt ist.
6. Sahne unterrühren und mit Salz und Pfeffer abschmecken.
7. Mit frischer Petersilie garnieren und servieren.

# Brokkoli-Cremesuppe

- Zubereitungszeit: 15 Minuten
- Kochzeit: 30 Minuten
- Portionsgröße: Für 4 Personen

## Zutaten :

- 500 g Brokkoli, in Röschen geschnitten
- 1 Zwiebel, gehackt
- 2 Knoblauchzehen, gehackt
- 3 EL Olivenöl
- 1 L Gemüsebrühe
- 200 ml Sahne
- Salz und Pfeffer nach Geschmack
- Frische Petersilie zum Garnieren

## Anweisungen :

1. Olivenöl in einem Topf erhitzen und Zwiebel und Knoblauch darin anbraten.
2. Brokkoli hinzufügen und kurz mitbraten.
3. Gemüsebrühe hinzufügen und zum Kochen bringen.
4. Ca. 20 Minuten köcheln lassen, bis der Brokkoli weich ist.
5. Mit einem Stabmixer pürieren, bis die Suppe glatt ist.
6. Sahne unterrühren und mit Salz und Pfeffer abschmecken.
7. Mit frischer Petersilie garnieren und servieren.

# Butternusskürbis-Suppe

- Zubereitungszeit: 20 Minuten
- Kochzeit: 30 Minuten

## Zutaten :

- 1 Butternusskürbis, geschält und gewürfelt
- 1 Zwiebel, gehackt
- 2 Knoblauchzehen, gehackt
- 3 EL Olivenöl
- Portionsgröße: Für 4 Personen
- 1 L Gemüsebrühe
- 200 ml Sahne
- Salz und Pfeffer nach Geschmack
- Frische Petersilie zum Garnieren

## Anweisungen :

1. Olivenöl in einem Topf erhitzen und Zwiebel und Knoblauch darin anbraten.
2. Butternusskürbis hinzufügen und kurz mitbraten.
3. Gemüsebrühe hinzufügen und zum Kochen bringen.
4. Ca. 30 Minuten köcheln lassen, bis der Kürbis weich ist.
5. Mit einem Stabmixer pürieren, bis die Suppe glatt ist.
6. Sahne unterrühren und mit Salz und Pfeffer abschmecken.
7. Mit frischer Petersilie garnieren und servieren.

# Champignon-Cremesuppe

- Zubereitungszeit: 15 Minuten
- Kochzeit: 30 Minuten

## Zutaten :

- 500 g Champignons, in Scheiben geschnitten
- 1 Zwiebel, gehackt
- 2 Knoblauchzehen, gehackt
- 3 EL Olivenöl
- Portionsgröße: Für 4 Personen
- 1 L Gemüsebrühe
- 200 ml Sahne
- Salz und Pfeffer nach Geschmack
- Frische Petersilie zum Garnieren

## Anweisungen :

1. Olivenöl in einem Topf erhitzen und Zwiebel und Knoblauch darin anbraten.
2. Champignons hinzufügen und ca. 10 Minuten braten, bis sie weich sind.
3. Gemüsebrühe hinzufügen und zum Kochen bringen.
4. Ca. 20 Minuten köcheln lassen.
5. Mit einem Stabmixer pürieren, bis die Suppe glatt ist.
6. Sahne unterrühren und mit Salz und Pfeffer abschmecken.
7. Mit frischer Petersilie garnieren und servieren.

# Dattelsuppe

- Zubereitungszeit: 15 Minuten
- Kochzeit: 30 Minuten
- Portionsgröße: Für 4 Personen

## Zutaten :

- 200 g Datteln, entsteint und gehackt
- 1 Zwiebel, gehackt
- 2 Knoblauchzehen, gehackt
- 3 EL Olivenöl
- 1 L Gemüsebrühe
- 200 ml Sahne
- Salz und Pfeffer nach Geschmack
- Frische Petersilie zum Garnieren

## Anweisungen :

1. Olivenöl in einem Topf erhitzen und Zwiebel und Knoblauch darin anbraten.
2. Datteln hinzufügen und kurz mitbraten.
3. Gemüsebrühe hinzufügen und zum Kochen bringen.
4. Ca. 20 Minuten köcheln lassen, bis die Datteln weich sind.
5. Mit einem Stabmixer pürieren, bis die Suppe glatt ist.
6. Sahne unterrühren und mit Salz und Pfeffer abschmecken.
7. Mit frischer Petersilie garnieren und servieren.

# Dillsuppe

- Zubereitungszeit: 15 Minuten
- Kochzeit: 30 Minuten
- Portionsgröße: Für 4 Personen

## Zutaten :

- 1 Bund Dill, fein gehackt
- 1 Zwiebel, gehackt
- 2 Knoblauchzehen, gehackt
- 3 EL Olivenöl
- 1 L Gemüsebrühe
- 200 ml Sahne
- Salz und Pfeffer nach Geschmack
- Zitronensaft nach Geschmack

## Anweisungen :

1. Olivenöl in einem Topf erhitzen und Zwiebel und Knoblauch darin anbraten.
2. Gemüsebrühe hinzufügen und zum Kochen bringen.
3. Ca. 20 Minuten köcheln lassen, bis die Zwiebeln weich sind.
4. Mit einem Stabmixer pürieren, bis die Suppe glatt ist.
5. Sahne und Dill unterrühren und mit Salz, Pfeffer und Zitronensaft abschmecken.
6. Servieren.

# Erbsensuppe

- Zubereitungszeit: 15 Minuten
- Kochzeit: 30 Minuten
- Portionsgröße: Für 4 Personen

## Zutaten :

- 500 g Erbsen (frisch oder gefroren)
- 1 Zwiebel, gehackt
- 2 Knoblauchzehen, gehackt
- 3 EL Olivenöl
- 1 L Gemüsebrühe
- 200 ml Sahne
- Salz und Pfeffer nach Geschmack
- Frische Minzblätter zum Garnieren

## Anweisungen :

1. Olivenöl in einem Topf erhitzen und Zwiebel und Knoblauch darin anbraten.
2. Erbsen hinzufügen und kurz mitbraten.
3. Gemüsebrühe hinzufügen und zum Kochen bringen.
4. Ca. 20 Minuten köcheln lassen, bis die Erbsen weich sind.
5. Mit einem Stabmixer pürieren, bis die Suppe glatt ist.
6. Sahne unterrühren und mit Salz und Pfeffer abschmecken.
7. Mit frischen Minzblättern garnieren und servieren.

# Eiersuppe

- Zubereitungszeit: 10 Minuten
- Kochzeit: 10 Minuten
- Portionsgröße: Für 4 Personen

## Zutaten :

- 1 L Hühnerbrühe
- 3 Eier, verquirlt
- 2 EL Sojasauce
- 1 EL Maisstärke, in Wasser aufgelöst
- Salz und Pfeffer nach Geschmack
- Frische Frühlingszwiebeln zum Garnieren

## Anweisungen :

1. Hühnerbrühe in einem Topf zum Kochen bringen.
2. Sojasauce und aufgelöste Maisstärke hinzufügen und gut umrühren.
3. Verquirlte Eier langsam in die kochende Brühe gießen und dabei ständig rühren, damit sie Fäden bilden.
4. Mit Salz und Pfeffer abschmecken.
5. Mit frischen Frühlingszwiebeln garnieren und servieren.

# Eintopf mit weißen Bohnen und Gemüse

- Zubereitungszeit: 20 Minuten
- Kochzeit: 40 Minuten
- Portionsgröße: Für 4 Personen

## Zutaten :

- 200 g weiße Bohnen, über Nacht eingeweicht
- 2 Karotten, gewürfelt
- 2 Stangen Sellerie, gewürfelt
- 1 Zwiebel, gehackt
- 2 Knoblauchzehen, gehackt
- 3 EL Olivenöl
- 1 L Gemüsebrühe
- 400 g gehackte Tomaten (aus der Dose)
- 1 TL getrockneter Thymian
- Salz und Pfeffer nach Geschmack

## Anweisungen :

1. Olivenöl in einem großen Topf erhitzen und Zwiebel, Karotten, Sellerie und Knoblauch darin anbraten.
2. Weiße Bohnen, Gemüsebrühe, gehackte Tomaten und Thymian hinzufügen und zum Kochen bringen.
3. Ca. 40 Minuten köcheln lassen, bis die Bohnen weich sind.
4. Mit Salz und Pfeffer abschmecken.
5. Servieren.

# Fischsuppe

- Zubereitungszeit: 20 Minuten
- Kochzeit: 30 Minuten
- Portionsgröße: Für 4 Personen

## Zutaten :

- 500 g Fischfilets (z. B. Kabeljau, Lachs), gewürfelt
- 1 Zwiebel, gehackt
- 2 Knoblauchzehen, gehackt
- 2 Karotten, gewürfelt
- 2 Stangen Sellerie, gewürfelt
- 3 EL Olivenöl
- 1 L Fischbrühe
- 400 g gehackte Tomaten (aus der Dose)
- Salz und Pfeffer nach Geschmack
- Frische Petersilie zum Garnieren

## Anweisungen :

1. Olivenöl in einem großen Topf erhitzen und Zwiebel, Karotten, Sellerie und Knoblauch darin anbraten.
2. Fischbrühe und gehackte Tomaten hinzufügen und zum Kochen bringen.
3. Ca. 20 Minuten köcheln lassen.
4. Fischfilets hinzufügen und weitere 10 Minuten köcheln lassen, bis der Fisch gar ist.
5. Mit Salz und Pfeffer abschmecken.
6. Mit frischer Petersilie garnieren und servieren.

# Fenchelsuppe

- Zubereitungszeit: 20 Minuten
- Kochzeit: 30 Minuten
- Portionsgröße: Für 4 Personen

## Zutaten :

- 2 Fenchelknollen, gehackt
- 1 Zwiebel, gehackt
- 2 Knoblauchzehen, gehackt
- 3 EL Olivenöl
- 1 L Gemüsebrühe
- 200 ml Sahne
- Salz und Pfeffer nach Geschmack
- Frische Dillzweige zum Garnieren

## Anweisungen :

1. Olivenöl in einem Topf erhitzen und Zwiebel und Knoblauch darin anbraten.
2. Fenchel hinzufügen und kurz mitbraten.
3. Gemüsebrühe hinzufügen und zum Kochen bringen.
4. Ca. 20 Minuten köcheln lassen, bis der Fenchel weich ist.
5. Mit einem Stabmixer pürieren, bis die Suppe glatt ist.
6. Sahne unterrühren und mit Salz und Pfeffer abschmecken.
7. Mit frischen Dillzweigen garnieren und servieren.

# Französische Zwiebelsuppe

- Zubereitungszeit: 20 Minuten
- Kochzeit: 40 Minuten
- Portionsgröße: Für 4 Personen

## Zutaten :

- 6 große Zwiebeln, in Ringe geschnitten
- 3 EL Butter
- 1 L Rinderbrühe
- 200 ml Weißwein
- Salz und Pfeffer nach Geschmack
- 1 Baguette, in Scheiben geschnitten
- 200 g geriebener Gruyère

## Anweisungen :

1. Butter in einem großen Topf schmelzen und die Zwiebeln darin goldbraun braten.
2. Mit Weißwein ablöschen und kurz einkochen lassen.
3. Rinderbrühe hinzufügen und zum Kochen bringen.
4. Ca. 30 Minuten köcheln lassen.
5. Mit Salz und Pfeffer abschmecken.
6. Die Suppe in ofenfeste Schalen füllen, Baguettescheiben darauflegen und mit Gruyère bestreuen.
7. Unter dem Grill im Ofen überbacken, bis der Käse geschmolzen und goldbraun ist.
8. Servieren.

# Gazpacho

- Zubereitungszeit: 20 Minuten
- Kochzeit: 0 Minuten
- Portionsgröße: Für 4 Personen

## Zutaten :

- 4 reife Tomaten, grob gehackt
- 1 Gurke, geschält und grob gehackt
- 1 rote Paprika, grob gehackt
- 1 kleine rote Zwiebel, grob gehackt
- 2 Knoblauchzehen, gehackt
- 3 EL Olivenöl
- 2 EL Rotweinessig
- Salz und Pfeffer nach Geschmack
- Frische Basilikumblätter zum Garnieren

## Anweisungen :

1. Tomaten, Gurke, Paprika, Zwiebel und Knoblauch in einen Mixer geben und glatt pürieren.
2. Olivenöl und Rotweinessig hinzufügen und gut vermengen.
3. Mit Salz und Pfeffer abschmecken.
4. Kalt stellen und gut durchziehen lassen.
5. Mit frischen Basilikumblättern garnieren und servieren.

# Grünkohlsuppe

- Zubereitungszeit: 20 Minuten
- Kochzeit: 30 Minuten
- Portionsgröße: Für 4 Personen

## Zutaten :

- 200 g Grünkohl, grob gehackt
- 1 Zwiebel, gehackt
- 2 Knoblauchzehen, gehackt
- 3 EL Olivenöl
- 1 L Gemüsebrühe
- 200 g Kartoffeln, gewürfelt
- Salz und Pfeffer nach Geschmack
- Frische Petersilie zum Garnieren

## Anweisungen :

1. Olivenöl in einem großen Topf erhitzen und Zwiebel und Knoblauch darin anbraten.
2. Kartoffeln hinzufügen und kurz mitbraten.
3. Gemüsebrühe hinzufügen und zum Kochen bringen.
4. Ca. 20 Minuten köcheln lassen, bis die Kartoffeln weich sind.
5. Grünkohl hinzufügen und weitere 10 Minuten köcheln lassen.
6. Mit Salz und Pfeffer abschmecken.
7. Mit frischer Petersilie garnieren und servieren.

# Gersten-Gemüsesuppe

- Zubereitungszeit: 20 Minuten
- Kochzeit: 40 Minuten
- Portionsgröße: Für 4 Personen

## Zutaten :

- 100 g Gerste
- 2 Karotten, gewürfelt
- 2 Stangen Sellerie, gewürfelt
- 1 Zwiebel, gehackt
- 2 Knoblauchzehen, gehackt
- 3 EL Olivenöl
- 1 L Gemüsebrühe
- 1 Dose gehackte Tomaten (400 g)
- Salz und Pfeffer nach Geschmack
- Frische Petersilie zum Garnieren

## Anweisungen :

1. Olivenöl in einem großen Topf erhitzen und Zwiebel, Karotten, Sellerie und Knoblauch darin anbraten.
2. Gerste, Gemüsebrühe und gehackte Tomaten hinzufügen und zum Kochen bringen.
3. Ca. 40 Minuten köcheln lassen, bis die Gerste weich ist.
4. Mit Salz und Pfeffer abschmecken.
5. Mit frischer Petersilie garnieren und servieren.

# Hühnersuppe

- Zubereitungszeit: 20 Minuten
- Kochzeit: 40 Minuten
- Portionsgröße: Für 4 Personen

## Zutaten :

- 500 g Hühnerbrust, gewürfelt
- 2 Karotten, gewürfelt
- 2 Stangen Sellerie, gewürfelt
- 1 Zwiebel, gehackt
- 2 Knoblauchzehen, gehackt
- 3 EL Olivenöl
- 1 L Hühnerbrühe
- 100 g Nudeln
- Salz und Pfeffer nach Geschmack
- Frische Petersilie zum Garnieren

## Anweisungen :

1. Olivenöl in einem großen Topf erhitzen und Zwiebel und Knoblauch darin anbraten.
2. Hühnerbrust, Karotten und Sellerie hinzufügen und kurz mitbraten.
3. Hühnerbrühe hinzufügen und zum Kochen bringen.
4. Ca. 30 Minuten köcheln lassen.
5. Nudeln hinzufügen und weitere 10 Minuten köcheln lassen, bis die Nudeln gar sind.
6. Mit Salz und Pfeffer abschmecken.
7. Mit frischer Petersilie garnieren und servieren.

# Herbstliche Kürbissuppe

- Zubereitungszeit: 20 Minuten
- Kochzeit: 30 Minuten
- Portionsgröße: Für 4 Personen

## Zutaten :

- 1 Hokkaidokürbis, gewürfelt
- 1 Zwiebel, gehackt
- 2 Knoblauchzehen, gehackt
- 3 EL Olivenöl
- 1 L Gemüsebrühe
- 200 ml Sahne
- Salz und Pfeffer nach Geschmack
- Kürbiskerne und frische Petersilie zum Garnieren

## Anweisungen :

1. Olivenöl in einem großen Topf erhitzen und Zwiebel und Knoblauch darin anbraten.
2. Kürbis hinzufügen und kurz mitbraten.
3. Gemüsebrühe hinzufügen und zum Kochen bringen.
4. Ca. 20 Minuten köcheln lassen, bis der Kürbis weich ist.
5. Mit einem Stabmixer pürieren, bis die Suppe glatt ist.
6. Sahne unterrühren und mit Salz und Pfeffer abschmecken.
7. Mit Kürbiskernen und frischer Petersilie garnieren und servieren.

# Hackfleisch-Kartoffelsuppe

- Zubereitungszeit: 20 Minuten
- Kochzeit: 30 Minuten
- Portionsgröße: Für 4 Personen

## Zutaten :

- 300 g Hackfleisch (Rind oder Schwein)
- 500 g Kartoffeln, gewürfelt
- 2 Karotten, gewürfelt
- 2 Stangen Sellerie, gewürfelt
- 1 Zwiebel, gehackt
- 2 Knoblauchzehen, gehackt
- 3 EL Olivenöl
- 1 L Gemüsebrühe
- Salz und Pfeffer nach Geschmack
- Frische Petersilie zum Garnieren

## Anweisungen :

1. Olivenöl in einem großen Topf erhitzen und Hackfleisch darin anbraten, bis es krümelig und braun ist.
2. Zwiebel, Karotten, Sellerie und Knoblauch hinzufügen und kurz mitbraten.
3. Kartoffeln und Gemüsebrühe hinzufügen und zum Kochen bringen.
4. Ca. 30 Minuten köcheln lassen, bis die Kartoffeln weich sind.
5. Mit Salz und Pfeffer abschmecken.
6. Mit frischer Petersilie garnieren und servieren.

# Indische Kokossuppe

- Zubereitungszeit: 15 Minuten
- Kochzeit: 30 Minuten
- Portionsgröße: Für 4 Personen



## Zutaten :

- 1 Zwiebel, gehackt
- 2 Knoblauchzehen, gehackt
- 1 Stück Ingwer (ca. 3 cm), fein gehackt
- 2 Karotten, gewürfelt
- 1 rote Paprika, gewürfelt
- 200 g Süßkartoffeln, gewürfelt
- 1 Dose Kokosmilch (400 ml)
- 1 L Gemüsebrühe
- 2 EL Currypulver
- 3 EL Olivenöl
- Salz und Pfeffer nach Geschmack
- Frische Korianderblätter zum Garnieren

## Anweisungen :

1. Olivenöl in einem großen Topf erhitzen und Zwiebel, Knoblauch und Ingwer darin anbraten.
2. Karotten, Paprika und Süßkartoffeln hinzufügen und kurz mitbraten.
3. Gemüsebrühe, Kokosmilch und Currypulver hinzufügen und zum Kochen bringen.
4. Ca. 20 Minuten köcheln lassen, bis das Gemüse weich ist.
5. Mit Salz und Pfeffer abschmecken.
6. Mit frischen Korianderblättern garnieren und servieren.

# Joghurt-Gurkensuppe

- Zubereitungszeit: 15 Minuten
- Kochzeit: 0 Minuten
- Portionsgröße: Für 4 Personen

## Zutaten :

- 2 Gurken, geschält und gewürfelt
- 500 g griechischer Joghurt
- 2 Knoblauchzehen, gehackt
- 2 EL Olivenöl
- Saft einer Zitrone
- Salz und Pfeffer nach Geschmack
- Frische Dillzweige zum Garnieren

## Anweisungen :

1. Gurken, Joghurt, Knoblauch, Olivenöl und Zitronensaft in einem Mixer glatt pürieren.
2. Mit Salz und Pfeffer abschmecken.
3. Kalt stellen und gut durchziehen lassen.
4. Mit frischen Dillzweigen garnieren und servieren.

# Jakobsmuschel-Suppe

- Zubereitungszeit: 20 Minuten
- Kochzeit: 20 Minuten
- Portionsgröße: Für 4 Personen

Zutaten :

- 300 g Jakobsmuscheln
- 1 Zwiebel, gehackt
- 2 Knoblauchzehen, gehackt
- 1 Fenchelknolle, gehackt
- 3 EL Olivenöl
- 1 L Fischbrühe
- 200 ml Sahne
- Salz und Pfeffer nach Geschmack
- Frischer Dill zum Garnieren

Anweisungen :

1. Olivenöl in einem Topf erhitzen und Zwiebel, Knoblauch und Fenchel darin anbraten.
2. Fischbrühe hinzufügen und zum Kochen bringen.
3. Jakobsmuscheln hinzufügen und ca. 5 Minuten köcheln lassen.
4. Sahne unterrühren und mit Salz und Pfeffer abschmecken.
5. Mit frischem Dill garnieren und servieren.

# Jamaikanische Kürbissuppe

- Zubereitungszeit: 20 Minuten
- Kochzeit: 30 Minuten
- Portionsgröße: Für 4 Personen

Zutaten :

- 1 Hokkaidokürbis, gewürfelt
- 1 Zwiebel, gehackt
- 2 Knoblauchzehen, gehackt
- 1 Stück Ingwer (ca. 3 cm), fein gehackt
- 1 rote Paprika, gewürfelt
- 1 Dose Kokosmilch (400 ml)
- 1 L Gemüsebrühe
- 2 EL Currypulver
- 3 EL Olivenöl
- Salz und Pfeffer nach Geschmack
- Frische Korianderblätter zum Garnieren

Anweisungen :

1. Olivenöl in einem großen Topf erhitzen und Zwiebel, Knoblauch und Ingwer darin anbraten.
2. Kürbis und Paprika hinzufügen und kurz mitbraten.
3. Gemüsebrühe, Kokosmilch und Currypulver hinzufügen und zum Kochen bringen.
4. Ca. 20 Minuten köcheln lassen, bis der Kürbis weich ist.
5. Mit einem Stabmixer pürieren, bis die Suppe glatt ist.
6. Mit Salz und Pfeffer abschmecken.
7. Mit frischen Korianderblättern garnieren und servieren.

# Kichererbsensuppe

- Zubereitungszeit: 15 Minuten
- Kochzeit: 30 Minuten
- Portionsgröße: Für 4 Personen

## Zutaten :

- 1 Dose Kichererbsen (400 g), abgetropft und gespült
- 1 Zwiebel, gehackt
- 2 Knoblauchzehen, gehackt
- 1 Stück Ingwer (ca. 3 cm), fein gehackt
- 2 Karotten, gewürfelt
- 1 Dose gehackte Tomaten (400 g)
- 1 L Gemüsebrühe
- 3 EL Olivenöl
- 2 TL Kreuzkümmel
- Salz und Pfeffer nach Geschmack
- Frische Petersilie zum Garnieren

## Anweisungen :

1. Olivenöl in einem großen Topf erhitzen und Zwiebel, Knoblauch und Ingwer darin anbraten.
2. Karotten hinzufügen und kurz mitbraten.
3. Kichererbsen, gehackte Tomaten, Gemüsebrühe und Kreuzkümmel hinzufügen und zum Kochen bringen.
4. Ca. 20 Minuten köcheln lassen, bis die Karotten weich sind.
5. Mit einem Stabmixer pürieren, bis die Suppe glatt ist.
6. Mit Salz und Pfeffer abschmecken.
7. Mit frischer Petersilie garnieren und servieren.

# Kürbis-Kokos-Suppe

- Zubereitungszeit: 20 Minuten
- Kochzeit: 30 Minuten
- Portionsgröße: Für 4 Personen

## Zutaten :

- 1 Hokkaidokürbis, gewürfelt
- 1 Zwiebel, gehackt
- 2 Knoblauchzehen, gehackt
- 1 Stück Ingwer (ca. 3 cm), fein gehackt
- 1 Dose Kokosmilch (400 ml)
- 1 L Gemüsebrühe
- 3 EL Olivenöl
- Salz und Pfeffer nach Geschmack
- Frische Korianderblätter zum Garnieren

## Anweisungen :

1. Olivenöl in einem großen Topf erhitzen und Zwiebel, Knoblauch und Ingwer darin anbraten.
2. Kürbis hinzufügen und kurz mitbraten.
3. Gemüsebrühe und Kokosmilch hinzufügen und zum Kochen bringen.
4. Ca. 20 Minuten köcheln lassen, bis der Kürbis weich ist.
5. Mit einem Stabmixer pürieren, bis die Suppe glatt ist.
6. Mit Salz und Pfeffer abschmecken.
7. Mit frischen Korianderblättern garnieren und servieren.

# Lauchsuppe

- Zubereitungszeit: 20 Minuten
- Kochzeit: 30 Minuten
- Portionsgröße: Für 4 Personen

## Zutaten :

- 3 Stangen Lauch, in Scheiben geschnitten
- 2 Kartoffeln, gewürfelt
- 1 Zwiebel, gehackt
- 2 Knoblauchzehen, gehackt
- 3 EL Olivenöl
- 1 L Gemüsebrühe
- 200 ml Sahne
- Salz und Pfeffer nach Geschmack
- Frische Petersilie zum Garnieren

## Anweisungen :

1. Olivenöl in einem großen Topf erhitzen und Zwiebel und Knoblauch darin anbraten.
2. Lauch und Kartoffeln hinzufügen und kurz mitbraten.
3. Gemüsebrühe hinzufügen und zum Kochen bringen.
4. Ca. 30 Minuten köcheln lassen, bis das Gemüse weich ist.
5. Mit einem Stabmixer pürieren, bis die Suppe glatt ist.
6. Sahne unterrühren und mit Salz und Pfeffer abschmecken.
7. Mit frischer Petersilie garnieren und servieren.

# Lauch-Kartoffel-Suppe

- Zubereitungszeit: 20 Minuten
- Kochzeit: 30 Minuten
- Portionsgröße: Für 4 Personen

## Zutaten :

- 3 Stangen Lauch, in Scheiben geschnitten
- 500 g Kartoffeln, gewürfelt
- 1 Zwiebel, gehackt
- 2 Knoblauchzehen, gehackt
- 3 EL Olivenöl
- 1 L Gemüsebrühe
- 200 ml Sahne
- Salz und Pfeffer nach Geschmack
- Frische Petersilie zum Garnieren

## Anweisungen :

1. Olivenöl in einem großen Topf erhitzen und Zwiebel und Knoblauch darin anbraten.
2. Lauch und Kartoffeln hinzufügen und kurz mitbraten.
3. Gemüsebrühe hinzufügen und zum Kochen bringen.
4. Ca. 30 Minuten köcheln lassen, bis das Gemüse weich ist.
5. Mit einem Stabmixer pürieren, bis die Suppe glatt ist.
6. Sahne unterrühren und mit Salz und Pfeffer abschmecken.
7. Mit frischer Petersilie garnieren und servieren.

# Möhren-Ingwer-Suppe

- Zubereitungszeit: 20 Minuten
- Kochzeit: 30 Minuten
- Portionsgröße: Für 4 Personen

## Zutaten :

- 500 g Möhren, in Scheiben geschnitten
- 1 Zwiebel, gehackt
- 2 Knoblauchzehen, gehackt
- 1 Stück Ingwer (ca. 3 cm), fein gehackt
- 3 EL Olivenöl
- 1 L Gemüsebrühe
- 200 ml Kokosmilch
- Salz und Pfeffer nach Geschmack
- Frische Korianderblätter zum Garnieren

## Anweisungen :

1. Olivenöl in einem großen Topf erhitzen und Zwiebel, Knoblauch und Ingwer darin anbraten.
2. Möhren hinzufügen und kurz mitbraten.
3. Gemüsebrühe hinzufügen und zum Kochen bringen.
4. Ca. 20 Minuten köcheln lassen, bis die Möhren weich sind.
5. Mit einem Stabmixer pürieren, bis die Suppe glatt ist.
6. Kokosmilch unterrühren und mit Salz und Pfeffer abschmecken.
7. Mit frischen Korianderblättern garnieren und servieren.

# Nudelsuppe mit Huhn

- Zubereitungszeit: 20 Minuten
- Kochzeit: 30 Minuten
- Portionsgröße: Für 4 Personen

## Zutaten :

- 500 g Hühnerbrust, gewürfelt
- 2 Karotten, gewürfelt
- 2 Stangen Sellerie, gewürfelt
- 1 Zwiebel, gehackt
- 2 Knoblauchzehen, gehackt
- 3 EL Olivenöl
- 1 L Hühnerbrühe
- 100 g Nudeln
- Salz und Pfeffer nach Geschmack
- Frische Petersilie zum Garnieren

## Anweisungen :

1. Olivenöl in einem großen Topf erhitzen und Zwiebel und Knoblauch darin anbraten.
2. Hühnerbrust, Karotten und Sellerie hinzufügen und kurz mitbraten.
3. Hühnerbrühe hinzufügen und zum Kochen bringen.
4. Ca. 30 Minuten köcheln lassen.
5. Nudeln hinzufügen und weitere 10 Minuten köcheln lassen, bis die Nudeln gar sind.
6. Mit Salz und Pfeffer abschmecken.
7. Mit frischer Petersilie garnieren und servieren.

# Ochsenschwanzsuppe

- Zubereitungszeit: 30 Minuten
- Kochzeit: 2 Stunden
- Portionsgröße: Für 4 Personen

## Zutaten :

- 1 kg Ochsenschwanz, in Stücke geschnitten
- 2 Karotten, gewürfelt
- 2 Stangen Sellerie, gewürfelt
- 1 Zwiebel, gehackt
- 2 Knoblauchzehen, gehackt
- 3 EL Olivenöl
- 2 L Rinderbrühe
- 200 ml Rotwein
- 2 Lorbeerblätter
- Salz und Pfeffer nach Geschmack
- Frische Petersilie zum Garnieren

## Anweisungen :

1. Olivenöl in einem großen Topf erhitzen und den Ochsenschwanz darin anbraten, bis er rundherum braun ist.
2. Zwiebel, Karotten, Sellerie und Knoblauch hinzufügen und kurz mitbraten.
3. Mit Rotwein ablöschen und kurz einkochen lassen.
4. Rinderbrühe und Lorbeerblätter hinzufügen und zum Kochen bringen.
5. Ca. 2 Stunden köcheln lassen, bis das Fleisch zart ist.
6. Mit Salz und Pfeffer abschmecken.
7. Mit frischer Petersilie garnieren und servieren.

# Okraschoten-Suppe

- Zubereitungszeit: 20 Minuten
- Kochzeit: 30 Minuten
- Portionsgröße: Für 4 Personen

## Zutaten :

- 200 g Okraschoten, in Scheiben geschnitten
- 1 Zwiebel, gehackt
- 2 Knoblauchzehen, gehackt
- 2 Karotten, gewürfelt
- 2 Stangen Sellerie, gewürfelt
- 1 Dose gehackte Tomaten (400 g)
- 1 L Gemüsebrühe
- 3 EL Olivenöl
- Salz und Pfeffer nach Geschmack
- Frische Petersilie zum Garnieren

## Anweisungen :

1. Olivenöl in einem großen Topf erhitzen und Zwiebel, Karotten, Sellerie und Knoblauch darin anbraten.
2. Okraschoten hinzufügen und kurz mitbraten.
3. Gehackte Tomaten und Gemüsebrühe hinzufügen und zum Kochen bringen.
4. Ca. 20 Minuten köcheln lassen, bis das Gemüse weich ist.
5. Mit Salz und Pfeffer abschmecken.
6. Mit frischer Petersilie garnieren und servieren.

# Paprika-Tomatensuppe

- Zubereitungszeit: 20 Minuten
- Kochzeit: 30 Minuten
- Portionsgröße: Für 4 Personen

## Zutaten :

- 4 rote Paprika, grob gehackt
- 1 Dose gehackte Tomaten (400 g)
- 1 Zwiebel, gehackt
- 2 Knoblauchzehen, gehackt
- 3 EL Olivenöl
- 1 L Gemüsebrühe
- Salz und Pfeffer nach Geschmack
- Frische Basilikumblätter zum Garnieren

## Anweisungen :

1. Olivenöl in einem großen Topf erhitzen und Zwiebel und Knoblauch darin anbraten.
2. Paprika hinzufügen und kurz mitbraten.
3. Gehackte Tomaten und Gemüsebrühe hinzufügen und zum Kochen bringen.
4. Ca. 20 Minuten köcheln lassen, bis die Paprika weich ist.
5. Mit einem Stabmixer pürieren, bis die Suppe glatt ist.
6. Mit Salz und Pfeffer abschmecken.
7. Mit frischen Basilikumblättern garnieren und servieren.

# Pastinaken-Suppe

- Zubereitungszeit: 20 Minuten
- Kochzeit: 30 Minuten
- Portionsgröße: Für 4 Personen

## Zutaten :

- 500 g Pastinaken, gewürfelt
- 1 Zwiebel, gehackt
- 2 Knoblauchzehen, gehackt
- 3 EL Olivenöl
- 1 L Gemüsebrühe
- 200 ml Sahne
- Salz und Pfeffer nach Geschmack
- Frische Petersilie zum Garnieren

## Anweisungen :

1. Olivenöl in einem großen Topf erhitzen und Zwiebel und Knoblauch darin anbraten.
2. Pastinaken hinzufügen und kurz mitbraten.
3. Gemüsebrühe hinzufügen und zum Kochen bringen.
4. Ca. 20 Minuten köcheln lassen, bis die Pastinaken weich sind.
5. Mit einem Stabmixer pürieren, bis die Suppe glatt ist.
6. Sahne unterrühren und mit Salz und Pfeffer abschmecken.
7. Mit frischer Petersilie garnieren und servieren.

# Pilzsuppe

- Zubereitungszeit: 20 Minuten
- Kochzeit: 30 Minuten
- Portionsgröße: Für 4 Personen

## Zutaten :

- 500 g gemischte Pilze, in Scheiben geschnitten
- 1 Zwiebel, gehackt
- 2 Knoblauchzehen, gehackt
- 3 EL Olivenöl
- 1 L Gemüsebrühe
- 200 ml Sahne
- Salz und Pfeffer nach Geschmack
- Frische Petersilie zum Garnieren

## Anweisungen :

1. Olivenöl in einem großen Topf erhitzen und Zwiebel und Knoblauch darin anbraten.
2. Pilze hinzufügen und ca. 10 Minuten braten, bis sie weich sind.
3. Gemüsebrühe hinzufügen und zum Kochen bringen.
4. Ca. 20 Minuten köcheln lassen.
5. Mit einem Stabmixer pürieren, bis die Suppe glatt ist.
6. Sahne unterrühren und mit Salz und Pfeffer abschmecken.
7. Mit frischer Petersilie garnieren und servieren.

# Quinoa-Suppe

- Zubereitungszeit: 20 Minuten
- Kochzeit: 30 Minuten
- Portionsgröße: Für 4 Personen

## Zutaten :

- 200 g Quinoa
- 1 Zwiebel, gehackt
- 2 Knoblauchzehen, gehackt
- 2 Karotten, gewürfelt
- 2 Stangen Sellerie, gewürfelt
- 1 Dose gehackte Tomaten (400 g)
- 1 L Gemüsebrühe
- 3 EL Olivenöl
- Salz und Pfeffer nach Geschmack
- Frische Petersilie zum Garnieren

## Anweisungen :

1. Olivenöl in einem großen Topf erhitzen und Zwiebel, Karotten, Sellerie und Knoblauch darin anbraten.
2. Quinoa hinzufügen und kurz mitbraten.
3. Gehackte Tomaten und Gemüsebrühe hinzufügen und zum Kochen bringen.
4. Ca. 20 Minuten köcheln lassen, bis das Gemüse weich ist und die Quinoa gar ist.
5. Mit Salz und Pfeffer abschmecken.
6. Mit frischer Petersilie garnieren und servieren.

# Quittensuppe

- Zubereitungszeit: 20 Minuten
- Kochzeit: 40 Minuten
- Portionsgröße: Für 4 Personen

## Zutaten :

- 3 Quitten, geschält, entkernt und gewürfelt
- 1 Zwiebel, gehackt
- 2 Knoblauchzehen, gehackt
- 3 EL Olivenöl
- 1 L Gemüsebrühe
- 200 ml Sahne
- Salz und Pfeffer nach Geschmack
- Frische Minzblätter zum Garnieren

## Anweisungen :

1. Olivenöl in einem großen Topf erhitzen und Zwiebel und Knoblauch darin anbraten.
2. Quitten hinzufügen und kurz mitbraten.
3. Gemüsebrühe hinzufügen und zum Kochen bringen.
4. Ca. 30 Minuten köcheln lassen, bis die Quitten weich sind.
5. Mit einem Stabmixer pürieren, bis die Suppe glatt ist.
6. Sahne unterrühren und mit Salz und Pfeffer abschmecken.
7. Mit frischen Minzblättern garnieren und servieren.

# Süßkartoffelsuppe

- Zubereitungszeit: 20 Minuten
- Kochzeit: 30 Minuten
- Portionsgröße: Für 4 Personen

## Zutaten :

- 500 g Süßkartoffeln, geschält und gewürfelt
- 1 Zwiebel, gehackt
- 2 Knoblauchzehen, gehackt
- 3 EL Olivenöl
- 1 L Gemüsebrühe
- 200 ml Kokosmilch
- Salz und Pfeffer nach Geschmack
- Frische Korianderblätter zum Garnieren

## Anweisungen :

1. Olivenöl in einem großen Topf erhitzen und Zwiebel und Knoblauch darin anbraten.
2. Süßkartoffeln hinzufügen und kurz mitbraten.
3. Gemüsebrühe hinzufügen und zum Kochen bringen.
4. Ca. 20 Minuten köcheln lassen, bis die Süßkartoffeln weich sind.
5. Mit einem Stabmixer pürieren, bis die Suppe glatt ist.
6. Kokosmilch unterrühren und mit Salz und Pfeffer abschmecken.
7. Mit frischen Korianderblättern garnieren und servieren.

# Spinatsuppe

- Zubereitungszeit: 20 Minuten
- Kochzeit: 30 Minuten
- Portionsgröße: Für 4 Personen

## Zutaten :

- 500 g frischer Spinat, gewaschen
- 1 Zwiebel, gehackt
- 2 Knoblauchzehen, gehackt
- 3 EL Olivenöl
- 1 L Gemüsebrühe
- 200 ml Sahne
- Salz und Pfeffer nach Geschmack
- Frische Muskatnuss zum Garnieren

## Anweisungen :

1. Olivenöl in einem großen Topf erhitzen und Zwiebel und Knoblauch darin anbraten.
2. Spinat hinzufügen und kurz mitbraten, bis er zusammenfällt.
3. Gemüsebrühe hinzufügen und zum Kochen bringen.
4. Ca. 10 Minuten köcheln lassen.
5. Mit einem Stabmixer pürieren, bis die Suppe glatt ist.
6. Sahne unterrühren und mit Salz, Pfeffer und Muskatnuss abschmecken.
7. Servieren.

# Thailändische Kokos-Currysuppe

- Zubereitungszeit: 20 Minuten
- Kochzeit: 30 Minuten
- Portionsgröße: Für 4 Personen

## Zutaten :

- 1 Dose Kokosmilch (400 ml)
- 1 L Gemüsebrühe
- 1 rote Paprika, gewürfelt
- 2 Karotten, gewürfelt
- 1 Stück Ingwer (ca. 3 cm), fein gehackt
- 2 Knoblauchzehen, gehackt
- 2 EL rote Currypaste
- 3 EL Olivenöl
- 200 g Hühnerbrust, in Streifen geschnitten
- Salz und Pfeffer nach Geschmack
- Frische Korianderblätter zum Garnieren

## Anweisungen :

1. Olivenöl in einem großen Topf erhitzen und Ingwer und Knoblauch darin anbraten.
2. Currypaste hinzufügen und kurz mitbraten.
3. Hühnerbrust, Paprika und Karotten hinzufügen und kurz mitbraten.
4. Kokosmilch und Gemüsebrühe hinzufügen und zum Kochen bringen.
5. Ca. 20 Minuten köcheln lassen, bis das Gemüse weich ist und das Huhn gar ist.
6. Mit Salz und Pfeffer abschmecken.
7. Mit frischen Korianderblättern garnieren und servieren.

# Tortilla-Suppe

- Zubereitungszeit: 20 Minuten
- Kochzeit: 30 Minuten
- Portionsgröße: Für 4 Personen

Zutaten :

- 4 Tortillas, in Streifen geschnitten
- 1 Dose gehackte Tomaten (400 g)
- 1 Zwiebel, gehackt
- 2 Knoblauchzehen, gehackt
- 1 rote Paprika, gewürfelt
- 1 L Hühnerbrühe
- 200 g Hühnerbrust, gewürfelt
- 1 EL Kreuzkümmel
- 1 EL Paprikapulver
- 3 EL Olivenöl
- Salz und Pfeffer nach Geschmack
- Frische Korianderblätter zum Garnieren

Anweisungen :

1. Olivenöl in einem großen Topf erhitzen und Zwiebel und Knoblauch darin anbraten.
2. Paprika und Hühnerbrust hinzufügen und kurz mitbraten.
3. Kreuzkümmel und Paprikapulver hinzufügen und kurz mitbraten.
4. Gehackte Tomaten und Hühnerbrühe hinzufügen und zum Kochen bringen.
5. Ca. 20 Minuten köcheln lassen, bis das Huhn gar ist.
6. Tortillastreifen hinzufügen und kurz mitkochen lassen.
7. Mit Salz und Pfeffer abschmecken.
8. Mit frischen Korianderblättern garnieren und servieren.

# Ukrainische Borschtsch

- Zubereitungszeit: 30 Minuten
- Kochzeit: 1 Stunde
- Portionsgröße: Für 4 Personen

Zutaten :

- 500 g Rote Bete, geschält und geraspelt
- 1 Zwiebel, gehackt
- 2 Karotten, geraspelt
- 2 Kartoffeln, gewürfelt
- 1/4 Kopf Weißkohl, fein gehobelt
- 2 Knoblauchzehen, gehackt
- 3 EL Olivenöl
- 1 L Gemüsebrühe
- 2 EL Tomatenmark
- 1 EL Apfelessig
- Salz und Pfeffer nach Geschmack
- Frische Dillzweige und saure Sahne zum Garnieren

Anweisungen :

1. Olivenöl in einem großen Topf erhitzen und Zwiebel und Knoblauch darin anbraten.
2. Rote Bete, Karotten und Kartoffeln hinzufügen und kurz mitbraten.
3. Gemüsebrühe, Tomatenmark und Apfelessig hinzufügen und zum Kochen bringen.
4. Ca. 30 Minuten köcheln lassen, bis das Gemüse weich ist.
5. Weißkohl hinzufügen und weitere 20 Minuten köcheln lassen.
6. Mit Salz und Pfeffer abschmecken.
7. Mit frischen Dillzweigen und einem Klecks saurer Sahne garnieren und servieren.

# Ungarische Gulaschsuppe

- Zubereitungszeit: 30 Minuten
- Kochzeit: 1 Stunde
- Portionsgröße: Für 4 Personen

Zutaten :

- 500 g Rindfleisch, in Würfel geschnitten
- 2 Zwiebeln, gehackt
- 2 Knoblauchzehen, gehackt
- 2 Karotten, gewürfelt
- 2 Kartoffeln, gewürfelt
- 1 rote Paprika, gewürfelt
- 3 EL Paprikapulver
- 3 EL Olivenöl
- 1 L Rinderbrühe
- Salz und Pfeffer nach Geschmack
- Frische Petersilie zum Garnieren

Anweisungen :

1. Olivenöl in einem großen Topf erhitzen und die Zwiebeln und den Knoblauch darin anbraten.
2. Rindfleisch hinzufügen und rundherum braun anbraten.
3. Karotten, Kartoffeln und Paprika hinzufügen und kurz mitbraten.
4. Paprikapulver hinzufügen und gut vermengen.
5. Rinderbrühe hinzufügen und zum Kochen bringen.
6. Ca. 1 Stunde köcheln lassen, bis das Fleisch zart ist.
7. Mit Salz und Pfeffer abschmecken.
8. Mit frischer Petersilie garnieren und servieren.

# Udon-Nudelsuppe

- Zubereitungszeit: 20 Minuten
- Kochzeit: 20 Minuten
- Portionsgröße: Für 4 Personen

Zutaten :

- 200 g Udon-Nudeln
- 1 L Hühnerbrühe
- 1 Zwiebel, gehackt
- 2 Knoblauchzehen, gehackt
- 1 Karotte, in dünne Streifen geschnitten
- 1 Frühlingszwiebel, in Ringe geschnitten
- 2 EL Sojasauce
- 3 EL Olivenöl
- Salz und Pfeffer nach Geschmack
- Frischer Koriander zum Garnieren

Anweisungen :

1. Olivenöl in einem großen Topf erhitzen und Zwiebel und Knoblauch darin anbraten.
2. Hühnerbrühe und Sojasauce hinzufügen und zum Kochen bringen.
3. Karotten und Udon-Nudeln hinzufügen und ca. 10 Minuten köcheln lassen, bis die Nudeln gar sind.
4. Mit Salz und Pfeffer abschmecken.
5. Mit Frühlingszwiebeln und frischem Koriander garnieren und servieren.

# Veronique-Suppe

- Zubereitungszeit: 20 Minuten
- Kochzeit: 30 Minuten
- Portionsgröße: Für 4 Personen

Zutaten :

- 500 g Kartoffeln, gewürfelt
- 1 Zwiebel, gehackt
- 2 Knoblauchzehen, gehackt
- 1 Fenchelknolle, gehackt
- 3 EL Butter
- 1 L Gemüsebrühe
- 200 ml Sahne
- Salz und Pfeffer nach Geschmack
- Frische Petersilie zum Garnieren

Anweisungen :

1. Butter in einem großen Topf erhitzen und Zwiebel, Knoblauch und Fenchel darin anbraten.
2. Kartoffeln hinzufügen und kurz mitbraten.
3. Gemüsebrühe hinzufügen und zum Kochen bringen.
4. Ca. 20 Minuten köcheln lassen, bis die Kartoffeln weich sind.
5. Mit einem Stabmixer pürieren, bis die Suppe glatt ist.
6. Sahne unterrühren und mit Salz und Pfeffer abschmecken.
7. Mit frischer Petersilie garnieren und servieren.

# Wirsingsuppe

- Zubereitungszeit: 20 Minuten
- Kochzeit: 30 Minuten
- Portionsgröße: Für 4 Personen

Zutaten :

- 1 kleiner Wirsing, in Streifen geschnitten
- 2 Kartoffeln, gewürfelt
- 1 Zwiebel, gehackt
- 2 Knoblauchzehen, gehackt
- 3 EL Olivenöl
- 1 L Gemüsebrühe
- 200 ml Sahne
- Salz und Pfeffer nach Geschmack
- Frische Petersilie zum Garnieren

Anweisungen :

1. Olivenöl in einem großen Topf erhitzen und Zwiebel und Knoblauch darin anbraten.
2. Kartoffeln hinzufügen und kurz mitbraten.
3. Gemüsebrühe hinzufügen und zum Kochen bringen.
4. Ca. 20 Minuten köcheln lassen, bis die Kartoffeln weich sind.
5. Wirsing hinzufügen und kurz mitkochen lassen, bis er zusammenfällt.
6. Mit einem Stabmixer pürieren, bis die Suppe glatt ist.
7. Sahne unterrühren und mit Salz und Pfeffer abschmecken.
8. Mit frischer Petersilie garnieren und servieren.

# Wassermelonensuppe

- Zubereitungszeit: 20 Minuten
- Kochzeit: 0 Minuten

- Portionsgröße: Für 4 Personen

## Zutaten :

- 500 g Wassermelone, gewürfelt
- 1 Gurke, gewürfelt
- 1 kleine rote Zwiebel, fein gehackt
- Saft von 1 Limette

- 2 EL Olivenöl
- Salz und Pfeffer nach Geschmack
- Frische Minzblätter zum Garnieren

## Anweisungen :

1. Wassermelone, Gurke, Zwiebel, Limettensaft und Olivenöl in einen Mixer geben und glatt pürieren.
2. Mit Salz und Pfeffer abschmecken.
3. Kalt stellen und gut durchziehen lassen.
4. Mit frischen Minzblättern garnieren und servieren.

# Kapitel 7: Desserts

Desserts sind der perfekte Abschluss jeder Mahlzeit. Von traditionellen griechischen Süßspeisen bis hin zu frischen und leichten Köstlichkeiten – diese Desserts sind ein wahrer Genuss für den Gaumen.

# Arancini di Riso

- Zubereitungszeit: 30 Minuten
- Kochzeit: 30 Minuten

- Portionsgröße: Für 4 Personen

## Zutaten :

- 200 g Risottoreis
- 500 ml Milch
- 100 g Zucker
- 1 Zitrone, abgeriebene Schale
- 1 TL Vanilleextrakt

- 2 Eier
- 100 g Mehl
- 100 g Semmelbrösel
- Pflanzenöl zum Frittieren

## Anweisungen :

1. Milch und Zucker in einem Topf zum Kochen bringen. Reis hinzufügen und bei niedriger Hitze unter ständigem Rühren kochen, bis die Milch aufgenommen und der Reis weich ist.
2. Zitronenschale und Vanilleextrakt unterrühren und abkühlen lassen.
3. Aus der Reismasse kleine Kugeln formen.
4. Die Kugeln zuerst in Mehl, dann in verquirltem Ei und zuletzt in Semmelbröseln wälzen.
5. Pflanzenöl in einem Topf erhitzen und die Kugeln darin goldbraun frittieren.
6. Auf Küchenpapier abtropfen lassen und warm servieren.

# Aprikosentarte

- Zubereitungszeit: 25 Minuten
- Kochzeit: 35 Minuten

- Portionsgröße: Für 8 Personen

## Zutaten :

- 200 g Mehl
- 100 g Butter, kalt und gewürfelt
- 50 g Zucker
- 1 Ei

- 1 Prise Salz
- 500 g frische Aprikosen, entsteint und halbiert
- 2 EL Aprikosenmarmelade

## Anweisungen :

1. Mehl, Zucker und Salz in einer Schüssel mischen. Butter hinzufügen und mit den Fingerspitzen einarbeiten, bis die Mischung groben Krümeln ähnelt.
2. Ei hinzufügen und zu einem glatten Teig verkneten. In Frischhaltefolie wickeln und 30 Minuten kalt stellen.
3. Backofen auf 180 °C vorheizen.
4. Teig auf einer bemehlten Arbeitsfläche ausrollen und in eine Tarteform legen. Mit einer Gabel mehrmals einstechen.
5. Aprikosenhälften auf dem Teig anordnen und mit Aprikosenmarmelade bestreichen.
6. Im vorgeheizten Ofen ca. 35 Minuten backen, bis der Teig goldbraun und die Aprikosen weich sind.
7. Abkühlen lassen und servieren.

# Blutorangen-Sorbet

- Zubereitungszeit: 15 Minuten
- Gefrierzeit: 4 Stunden
- Portionsgröße: Für 4 Personen

## Zutaten :

- 500 ml Blutorangensaft
- 150 g Zucker
- 200 ml Wasser
- Saft einer Zitrone

## Anweisungen :

1. Wasser und Zucker in einem Topf erhitzen, bis sich der Zucker vollständig aufgelöst hat. Abkühlen lassen.
2. Blutorangensaft und Zitronensaft hinzufügen und gut vermischen.
3. Die Mischung in eine flache Schale gießen und in den Gefrierschrank stellen.
4. Alle 30 Minuten mit einer Gabel umrühren, bis das Sorbet vollständig gefroren ist (ca. 4 Stunden).
5. In Schalen servieren.

# Bienenstich

- Zubereitungszeit: 45 Minuten
- Kochzeit: 30 Minuten
- Portionsgröße: Für 8 Personen

## Zutaten :

- 250 g Mehl
- 100 g Zucker
- 100 g Butter, weich
- 1 Päckchen Vanillezucker
- 1 Päckchen Trockenhefe
- 2 Eier
- 150 ml Milch
- 200 g gehobelte Mandeln
- 200 g Sahne
- 100 g Honig

## Anweisungen :

1. Mehl, Hefe, 50 g Zucker und Vanillezucker in einer Schüssel vermischen. Milch erwärmen und mit 1 Ei und Butter zum Mehlgemisch geben. Alles zu einem glatten Teig verkneten und 1 Stunde an einem warmen Ort gehen lassen.
2. Backofen auf 180 °C vorheizen.
3. Den Teig auf ein gefettetes Backblech ausrollen. Mit dem zweiten Ei bestreichen und mit Mandeln und dem restlichen Zucker bestreuen.
4. Im vorgeheizten Ofen ca. 30 Minuten backen.
5. In der Zwischenzeit Sahne und Honig in einem Topf erhitzen, bis der Honig geschmolzen ist. Abkühlen lassen.
6. Den Kuchen aus dem Ofen nehmen und abkühlen lassen. Dann in zwei Hälften schneiden und die Honig-Sahne-Mischung auf der unteren Hälfte verteilen. Die obere Hälfte darauf legen und servieren.

# Churros mit Schokoladensauce

- Zubereitungszeit: 20 Minuten
- Kochzeit: 20 Minuten
- Portionsgröße: Für 4 Personen

## Zutaten :

- 250 ml Wasser
- 100 g Butter
- 1 Prise Salz
- 150 g Mehl
- 3 Eier
- Pflanzenöl zum Frittieren
- 100 g Zucker
- 1 TL Zimt
- 200 g Zartbitterschokolade
- 200 ml Sahne

## Anweisungen :

1. Wasser, Butter und Salz in einem Topf zum Kochen bringen.
2. Mehl auf einmal hinzufügen und kräftig rühren, bis sich der Teig vom Topfboden löst.
3. Den Topf vom Herd nehmen und die Eier nacheinander unterrühren, bis ein glatter Teig entsteht.
4. Pflanzenöl in einem großen Topf erhitzen.
5. Den Teig in einen Spritzbeutel mit Sterntülle füllen und ca. 10 cm lange Streifen in das heiße Öl spritzen. Goldbraun frittieren und auf Küchenpapier abtropfen lassen.
6. Zucker und Zimt mischen und die Churros darin wälzen.
7. Schokolade hacken und mit der Sahne in einem Topf bei niedriger Hitze schmelzen lassen.
8. Churros mit der warmen Schokoladensauce servieren.

# Caramel Flan

- Zubereitungszeit: 20 Minuten
- Kochzeit: 45 Minuten
- Portionsgröße: Für 4 Personen

## Zutaten :

- 200 g Zucker
- 500 ml Milch
- 4 Eier
- 1 Päckchen Vanillezucker

## Anweisungen :

1. 100 g Zucker in einem Topf schmelzen lassen, bis er goldbraun karamellisiert. Den flüssigen Karamell in eine Auflaufform gießen und abkühlen lassen.
2. Milch erhitzen, aber nicht kochen lassen.
3. Eier, restlichen Zucker und Vanillezucker in einer Schüssel verquirlen. Heiße Milch langsam unter Rühren hinzufügen.
4. Die Mischung in die Karamellform gießen.
5. Die Auflaufform in eine größere Form stellen und heißes Wasser einfüllen, bis die Hälfte der Auflaufform im Wasser steht.
6. Im vorgeheizten Ofen bei 160 °C ca. 45 Minuten backen, bis der Flan fest ist.
7. Abkühlen lassen und dann im Kühlschrank mindestens 2 Stunden kalt stellen.
8. Vor dem Servieren auf einen Teller stürzen.

# Dattel-Walnuss-Kuchen

- Zubereitungszeit: 20 Minuten
- Kochzeit: 40 Minuten
- Portionsgröße: Für 8 Personen

Zutaten :

- 200 g Datteln, entsteint und gehackt
- 100 g Walnüsse, gehackt
- 200 g Mehl
- 150 g Zucker
- 150 g Butter, weich
- 3 Eier
- 1 Päckchen Vanillezucker
- 1 TL Backpulver
- 1 TL Zimt
- Saft einer Orange

Anweisungen :

1. Backofen auf 180 °C vorheizen.
2. Butter und Zucker in einer Schüssel cremig rühren. Eier hinzufügen und gut verrühren.
3. Mehl, Backpulver, Vanillezucker und Zimt mischen und zur Butter-Zucker-Mischung geben. Gut verrühren.
4. Datteln, Walnüsse und Orangensaft unterheben.
5. Den Teig in eine gefettete Kastenform füllen und im vorgeheizten Ofen ca. 40 Minuten backen.
6. Abkühlen lassen und servieren.

# Erdbeer-Tiramisu

- Zubereitungszeit: 20 Minuten
- Kühlzeit: 4 Stunden
- Portionsgröße: Für 8 Personen

Zutaten :

- 500 g Erdbeeren, in Scheiben geschnitten
- 250 g Mascarpone
- 200 g Schlagsahne
- 100 g Puderzucker
- 1 Päckchen Vanillezucker
- 200 g Löffelbiskuits
- 200 ml Erdbeersaft
- Frische Minzblätter zum Garnieren

Anweisungen :

1. Mascarpone, Schlagsahne, Puderzucker und Vanillezucker in einer Schüssel glatt rühren.
2. Löffelbiskuits in Erdbeersaft tauchen und den Boden einer Auflaufform damit auslegen.
3. Eine Schicht Mascarponecreme auf den Biskuits verteilen und mit Erdbeerscheiben belegen.
4. Diesen Vorgang wiederholen, bis alle Zutaten aufgebraucht sind.
5. Mit einer Schicht Erdbeerscheiben abschließen.
6. Mindestens 4 Stunden im Kühlschrank kühlen.
7. Mit frischen Minzblättern garnieren und servieren.

# Feta-Honig-Dessert

- Zubereitungszeit: 10 Minuten
- Kochzeit: 5 Minuten
- Portionsgröße: Für 4 Personen

Zutaten :

- 200 g Feta
- 3 EL Honig
- 1 TL Thymian
- Frisches Baguette zum Servieren

Anweisungen :

1. Feta in Scheiben schneiden und auf einem Teller anrichten.
2. Honig und Thymian darüber träufeln. Unter dem Grill im Ofen ca. 5 Minuten backen, bis der Käse leicht geschmolzen ist.
3. Mit frischem Baguette servieren.

# Frucht-Smoothie

- Zubereitungszeit: 10 Minuten
- Kochzeit: 0 Minuten
- Portionsgröße: Für 2 Personen

Zutaten :

- 1 Banane
- 100 g Erdbeeren
- 100 g Joghurt
- 200 ml Orangensaft
- 1 TL Honig

Anweisungen :

1. Banane und Erdbeeren in Stücke schneiden. Alle Zutaten in einen Mixer geben und glatt pürieren.
2. In Gläser füllen und sofort servieren.

# Galaktoboureko

- Zubereitungszeit: 30 Minuten
- Kochzeit: 45 Minuten
- Portionsgröße: Für 8 Personen

Zutaten :

- 200 g Filo-Teig
- 200 g Butter, geschmolzen
- 1 L Milch
- 200 g Zucker
- 100 g Grieß
- 4 Eier
- 1 TL Vanilleextrakt
- 200 ml Wasser
- 200 g Zucker
- Saft einer Zitrone

Anweisungen :

1. Milch und Zucker in einem Topf erhitzen. Grieß unter ständigem Rühren hinzufügen und kochen, bis die Mischung dick wird.
2. Vom Herd nehmen und etwas abkühlen lassen. Eier und Vanilleextrakt unterrühren.
3. Eine Auflaufform einfetten und eine Schicht Filo-Teig hineinlegen. Mit geschmolzener Butter bestreichen. Diesen Vorgang wiederholen, bis 5 Lagen übereinander liegen.
4. Die Grießmischung darauf verteilen und mit weiteren 5 Lagen Filo-Teig bedecken, jede Lage mit Butter bestreichen. Im vorgeheizten Ofen bei 180 °C ca. 45 Minuten goldbraun backen.
5. In der Zwischenzeit Wasser, Zucker und Zitronensaft in einem Topf erhitzen und 10 Minuten köcheln lassen. Heißen Sirup über das fertige Galaktoboureko gießen und abkühlen lassen.

# Gebackene Pfirsiche

- Zubereitungszeit: 10 Minuten
- Kochzeit: 20 Minuten
- Portionsgröße: Für 4 Personen

## Zutaten :

- 4 reife Pfirsiche, halbiert und entkernt
- 4 EL Honig
- 50 g Butter, geschmolzen
- 1 TL Zimt
- Vanilleeis zum Servieren

## Anweisungen :

1. Backofen auf 180 °C vorheizen.
2. Pfirsichhälften in eine Auflaufform legen.
3. Mit geschmolzener Butter bestreichen und mit Honig beträufeln.
4. Zimt darüber streuen und im vorgeheizten Ofen ca. 20 Minuten backen, bis die Pfirsiche weich sind.
5. Mit Vanilleeis servieren.

# Hausgemachtes Vanilleeis

- Zubereitungszeit: 15 Minuten
- Gefrierzeit: 4 Stunden
- Portionsgröße: Für 4 Personen

## Zutaten :

- 500 ml Sahne
- 200 ml Milch
- 150 g Zucker
- 1 Päckchen Vanillezucker
- 5 Eigelb

## Anweisungen :

1. Sahne, Milch, Zucker und Vanillezucker in einem Topf erhitzen, aber nicht kochen lassen.
2. Eigelb in einer Schüssel verquirlen.
3. Heiße Sahnemischung langsam unter Rühren zu den Eigelben gießen.
4. Die Mischung zurück in den Topf geben und bei niedriger Hitze unter ständigem Rühren erhitzen, bis sie dick wird.
5. Die Mischung in eine flache Schale gießen und im Gefrierschrank mindestens 4 Stunden gefrieren lassen, dabei alle 30 Minuten umrühren, um Eiskristalle zu vermeiden.
6. In Schalen servieren.

# Italienischer Zitruskuchen

- Zubereitungszeit: 20 Minuten
- Kochzeit: 45 Minuten
- Portionsgröße: Für 8 Personen

## Zutaten :

- 200 g Mehl
- 150 g Zucker
- 150 g Butter, weich
- 3 Eier
- 1 Päckchen Vanillezucker
- 1 TL Backpulver
- Saft und abgeriebene Schale einer Zitrone
- Saft und abgeriebene Schale einer Orange

## Anweisungen :

1. Backofen auf 180 °C vorheizen.
2. Butter und Zucker in einer Schüssel cremig rühren. Eier hinzufügen und gut verrühren.
3. Mehl, Backpulver und Vanillezucker mischen und zur Butter-Zucker-Mischung geben. Gut verrühren.
4. Zitronensaft, Zitronenschale, Orangensaft und Orangenschale unterheben.
5. Den Teig in eine gefettete Kastenform füllen und im vorgeheizten Ofen ca. 45 Minuten backen.
6. Abkühlen lassen und servieren.

# Irish Cream Mousse

- Zubereitungszeit: 20 Minuten
- Kühlzeit: 4 Stunden
- Portionsgröße: Für 4 Personen

## Zutaten :

- 200 ml Sahne
- 100 ml Irish Cream Likör
- 100 g Zartbitterschokolade
- 2 Eier
- 50 g Zucker

## Anweisungen :

1. Schokolade schmelzen und abkühlen lassen.
2. Eier und Zucker in einer Schüssel schaumig rühren.
3. Sahne steif schlagen und unter die Eier-Zucker-Mischung heben.
4. Geschmolzene Schokolade und Irish Cream Likör unterheben.
5. Die Mousse in Dessertgläser füllen und mindestens 4 Stunden im Kühlschrank kühlen.
6. Servieren.

# Jaffa Cake

- Zubereitungszeit: 20 Minuten
- Kochzeit: 10 Minuten
- Portionsgröße: Für 8 Personen

Zutaten :

- 100 g Zucker
- 100 g Butter, weich
- 2 Eier
- 100 g Mehl
- 1 TL Backpulver
- 100 g Orangenmarmelade
- 200 g Zartbitterschokolade

Anweisungen :

1. Backofen auf 180 °C vorheizen.
2. Butter und Zucker in einer Schüssel cremig rühren. Eier hinzufügen und gut verrühren.
3. Mehl und Backpulver mischen und zur Butter-Zucker-Mischung geben. Gut verrühren.
4. Teelöffelgroße Portionen des Teigs auf ein mit Backpapier ausgelegtes Backblech geben und leicht flach drücken.
5. Im vorgeheizten Ofen ca. 10 Minuten backen.
6. Abkühlen lassen und je einen Klecks Orangenmarmelade auf die Kekse geben.
7. Schokolade schmelzen und die Kekse damit überziehen.
8. Abkühlen lassen und servieren.

# Johannisbeer-Törtchen

- Zubereitungszeit: 25 Minuten
- Kochzeit: 20 Minuten
- Portionsgröße: Für 8 Personen

Zutaten :

- 200 g Mehl
- 100 g Butter, kalt und gewürfelt
- 50 g Zucker
- 1 Ei
- 1 Prise Salz
- 200 g rote Johannisbeeren, entstielt
- 100 g Puderzucker
- 100 ml Sahne

Anweisungen :

1. Mehl, Zucker und Salz in einer Schüssel mischen. Butter hinzufügen und mit den Fingerspitzen einarbeiten, bis die Mischung groben Krümeln ähnelt.
2. Ei hinzufügen und zu einem glatten Teig verkneten. In Frischhaltefolie wickeln und 30 Minuten kalt stellen.
3. Backofen auf 180 °C vorheizen.
4. Teig auf einer bemehlten Arbeitsfläche ausrollen und in kleine Tarteförmchen legen. Mit einer Gabel mehrmals einstechen.
5. Im vorgeheizten Ofen ca. 20 Minuten goldbraun backen.
6. Johannisbeeren waschen und mit Puderzucker und Sahne vermengen.
7. Die abgekühlten Törtchen mit der Johannisbeermischung füllen und servieren.

# Kataifi

- Zubereitungszeit: 30 Minuten
- Kochzeit: 45 Minuten
- Portionsgröße: Für 8 Personen

## Zutaten :

- 400 g Kataifi-Teig
- 200 g Walnüsse, gehackt
- 200 g Mandeln, gehackt
- 200 g Butter, geschmolzen
- 100 g Zucker
- 1 TL Zimt
- 300 g Honig
- 100 ml Wasser
- Saft einer Zitrone

## Anweisungen :

1. Nüsse, Zucker und Zimt in einer Schüssel vermengen.
2. Eine Auflaufform einfetten und eine Schicht Kataifi-Teig hineinlegen. Mit geschmolzener Butter bestreichen.
3. Eine Schicht der Nussmischung darauf verteilen.
4. Weitere Schichten Kataifi-Teig und Nüsse hinzufügen, bis alle Zutaten aufgebraucht sind. Mit einer Schicht Kataifi-Teig abschließen und mit Butter bestreichen.
5. Im vorgeheizten Ofen bei 180 °C ca. 45 Minuten goldbraun backen.
6. In der Zwischenzeit Honig, Wasser und Zitronensaft in einem Topf erhitzen und 10 Minuten köcheln lassen.
7. Heißen Sirup über das fertige Kataifi gießen und vollständig abkühlen lassen.

# Kokosmakronen

- Zubereitungszeit: 15 Minuten
- Kochzeit: 15 Minuten
- Portionsgröße: Für 8 Personen

## Zutaten :

- 200 g Kokosraspeln
- 100 g Zucker
- 3 Eiweiß
- 1 TL Vanilleextrakt
- 1 Prise Salz

## Anweisungen :

1. Backofen auf 160 °C vorheizen.
2. Eiweiß und Salz in einer Schüssel steif schlagen.
3. Zucker und Vanilleextrakt langsam unter ständigem Rühren hinzufügen.
4. Kokosraspeln unterheben.
5. Teelöffelgroße Portionen der Mischung auf ein mit Backpapier ausgelegtes Backblech geben.
6. Im vorgeheizten Ofen ca. 15 Minuten backen, bis die Makronen leicht gebräunt sind.
7. Abkühlen lassen und servieren.

# Karamell-Pudding

- Zubereitungszeit: 20 Minuten
- Kochzeit: 45 Minuten
- Portionsgröße: Für 4 Personen

Zutaten :

- 200 g Zucker
- 500 ml Milch
- 4 Eier
- 1 Päckchen Vanillezucker

Anweisungen :

1. 100 g Zucker in einem Topf schmelzen lassen, bis er goldbraun karamellisiert. Den flüssigen Karamell in eine Auflaufform gießen und abkühlen lassen.
2. Milch erhitzen, aber nicht kochen lassen.
3. Eier, restlichen Zucker und Vanillezucker in einer Schüssel verquirlen. Heiße Milch langsam unter Rühren hinzufügen.
4. Die Mischung in die Karamellform gießen.
5. Die Auflaufform in eine größere Form stellen und heißes Wasser einfüllen, bis die Hälfte der Auflaufform im Wasser steht.
6. Im vorgeheizten Ofen bei 160 °C ca. 45 Minuten backen, bis der Pudding fest ist.
7. Abkühlen lassen und dann im Kühlschrank mindestens 2 Stunden kalt stellen.
8. Vor dem Servieren auf einen Teller stürzen.

# Lemon Curd Tart

- Zubereitungszeit: 30 Minuten
- Kochzeit: 20 Minuten
- Portionsgröße: Für 8 Personen

Zutaten :

- 200 g Mehl
- 100 g Butter, kalt und gewürfelt
- 50 g Zucker
- 1 Ei
- 1 Prise Salz
- 200 g Lemon Curd
- 3 Eiweiß
- 150 g Zucker

Anweisungen :

1. Mehl, Zucker und Salz in einer Schüssel mischen. Butter hinzufügen und mit den Fingerspitzen einarbeiten, bis die Mischung groben Krümeln ähnelt.
2. Ei hinzufügen und zu einem glatten Teig verkneten. In Frischhaltefolie wickeln und 30 Minuten kalt stellen.
3. Backofen auf 180 °C vorheizen.
4. Teig auf einer bemehlten Arbeitsfläche ausrollen und in eine Tarteform legen. Mit einer Gabel mehrmals einstechen.
5. Im vorgeheizten Ofen ca. 20 Minuten goldbraun backen.
6. Lemon Curd auf dem abgekühlten Teig verteilen.
7. Eiweiß und Zucker steif schlagen und auf das Lemon Curd geben. Mit einem Flambierbrenner leicht bräunen.
8. Abkühlen lassen und servieren.

# Milchreis

- Zubereitungszeit: 10 Minuten
- Kochzeit: 30 Minuten
- Portionsgröße: Für 4 Personen

Zutaten :

- 200 g Rundkornreis
- 1 L Milch
- 100 g Zucker
- 1 Päckchen Vanillezucker
- 1 Zimtstange
- 1 Prise Salz
- Zimt und Zucker zum Bestreuen

Anweisungen :

1. Milch, Zucker, Vanillezucker, Zimtstange und Salz in einem Topf erhitzen.
2. Reis hinzufügen und bei niedriger Hitze unter gelegentlichem Rühren ca. 30 Minuten köcheln lassen, bis der Reis weich und die Milch cremig ist.
3. Zimtstange entfernen und den Milchreis in Schalen füllen.
4. Mit Zimt und Zucker bestreuen und warm servieren.

# Nussecken

- Zubereitungszeit: 30 Minuten
- Kochzeit: 20 Minuten
- Portionsgröße: Für 8 Personen

Zutaten :

- 200 g Mehl
- 100 g Butter, kalt und gewürfelt
- 50 g Zucker
- 1 Ei
- 1 Prise Salz
- 200 g Haselnüsse, gehackt
- 200 g Mandeln, gehackt
- 200 g Zucker
- 100 g Butter
- 100 g Honig
- 200 g Zartbitterschokolade

Anweisungen :

1. Mehl, Zucker und Salz in einer Schüssel mischen. Butter hinzufügen und mit den Fingerspitzen einarbeiten, bis die Mischung groben Krümeln ähnelt.
2. Ei hinzufügen und zu einem glatten Teig verkneten. In Frischhaltefolie wickeln und 30 Minuten kalt stellen.
3. Backofen auf 180 °C vorheizen.
4. Teig auf einer bemehlten Arbeitsfläche ausrollen und auf ein gefettetes Backblech legen. Mit einer Gabel mehrmals einstechen.
5. Haselnüsse und Mandeln gleichmäßig auf dem Teig verteilen.
6. Zucker, Butter und Honig in einem Topf erhitzen, bis die Mischung schmilzt. Über die Nüsse gießen.
7. Im vorgeheizten Ofen ca. 20 Minuten backen.
8. Abkühlen lassen und in Dreiecke schneiden.
9. Schokolade schmelzen und die Ecken der Nussecken hineintauchen.
10. Auf Backpapier fest werden lassen und servieren.

# Nektarinen Crumble

- Zubereitungszeit: 15 Minuten
- Kochzeit: 30 Minuten
- Portionsgröße: Für 4 Personen

## Zutaten :

- 4 reife Nektarinen, entkernt und in Scheiben geschnitten
- 100 g Mehl
- 100 g Zucker
- 100 g Butter, weich
- 50 g Haferflocken
- 1 TL Zimt

## Anweisungen :

1. Backofen auf 180 °C vorheizen.
2. Nektarinenscheiben in eine Auflaufform geben.
3. Mehl, Zucker, Butter, Haferflocken und Zimt in einer Schüssel zu Streuseln vermengen.
4. Streusel gleichmäßig über die Nektarinen verteilen.
5. Im vorgeheizten Ofen ca. 30 Minuten backen, bis die Streusel goldbraun sind.
6. Warm servieren.

# Obstkuchen

- Zubereitungszeit: 20 Minuten
- Kochzeit: 30 Minuten
- Portionsgröße: Für 8 Personen

## Zutaten :

- 200 g Mehl
- 100 g Zucker
- 100 g Butter, kalt und gewürfelt
- 1 Ei
- 1 Prise Salz
- 500 g gemischtes Obst (z. B. Erdbeeren, Blaubeeren, Äpfel)
- 2 EL Zucker
- 1 TL Zimt

## Anweisungen :

1. Mehl, Zucker und Salz in einer Schüssel mischen. Butter hinzufügen und mit den Fingerspitzen einarbeiten, bis die Mischung groben Krümeln ähnelt.
2. Ei hinzufügen und zu einem glatten Teig verkneten. In Frischhaltefolie wickeln und 30 Minuten kalt stellen.
3. Backofen auf 180 °C vorheizen.
4. Teig auf einer bemehlten Arbeitsfläche ausrollen und in eine Tarteform legen. Mit einer Gabel mehrmals einstechen.
5. Obst auf dem Teig verteilen und mit Zucker und Zimt bestreuen.
6. Im vorgeheizten Ofen ca. 30 Minuten goldbraun backen.
7. Abkühlen lassen und servieren.

# Pflaumen-Crumble

- Zubereitungszeit: 15 Minuten
- Kochzeit: 30 Minuten
- Portionsgröße: Für 4 Personen

Zutaten :

- 4 reife Pflaumen, entkernt und in Scheiben geschnitten
- 100 g Mehl
- 100 g Zucker
- 100 g Butter, weich
- 50 g Haferflocken
- 1 TL Zimt

Anweisungen :

1. Backofen auf 180 °C vorheizen.
2. Pflaumenscheiben in eine Auflaufform geben.
3. Mehl, Zucker, Butter, Haferflocken und Zimt in einer Schüssel zu Streuseln vermengen.
4. Streusel gleichmäßig über die Pflaumen verteilen.
5. Im vorgeheizten Ofen ca. 30 Minuten backen, bis die Streusel goldbraun sind.
6. Warm servieren.

# Sacher-Torte

- Zubereitungszeit: 30 Minuten
- Kochzeit: 1 Stunde
- Portionsgröße: Für 8 Personen

Zutaten :

- 200 g Zartbitterschokolade
- 200 g Butter, weich
- 200 g Zucker
- 6 Eier
- 200 g Mehl
- 1 TL Backpulver
- 200 g Aprikosenmarmelade
- 200 g Zartbitterschokolade
- 200 ml Sahne

Anweisungen :

1. Backofen auf 180 °C vorheizen.
2. Schokolade schmelzen und abkühlen lassen.
3. Butter und Zucker in einer Schüssel cremig rühren. Eier hinzufügen und gut verrühren.
4. Mehl und Backpulver mischen und zur Butter-Zucker-Mischung geben. Gut verrühren.
5. Geschmolzene Schokolade unterheben.
6. Den Teig in eine gefettete Springform füllen und im vorgeheizten Ofen ca. 1 Stunde backen.
7. Abkühlen lassen und in zwei Hälften schneiden.
8. Aprikosenmarmelade auf die untere Hälfte streichen und die obere Hälfte darauf legen.
9. Schokolade und Sahne schmelzen und die Torte damit überziehen.
10. Abkühlen lassen und servieren.

# Spanische Churros

- Zubereitungszeit: 20 Minuten
- Kochzeit: 20 Minuten
- Portionsgröße: Für 4 Personen

## Zutaten :

- 250 ml Wasser
- 100 g Butter
- 1 Prise Salz
- 150 g Mehl
- 3 Eier
- Pflanzenöl zum Frittieren
- 100 g Zucker
- 1 TL Zimt
- 200 g Zartbitterschokolade
- 200 ml Sahne

## Anweisungen :

1. Wasser, Butter und Salz in einem Topf zum Kochen bringen.
2. Mehl auf einmal hinzufügen und kräftig rühren, bis sich der Teig vom Topfboden löst.
3. Den Topf vom Herd nehmen und die Eier nacheinander unterrühren, bis ein glatter Teig entsteht.
4. Pflanzenöl in einem großen Topf erhitzen.
5. Den Teig in einen Spritzbeutel mit Sterntülle füllen und ca. 10 cm lange Streifen in das heiße Öl spritzen. Goldbraun frittieren und auf Küchenpapier abtropfen lassen.
6. Zucker und Zimt mischen und die Churros darin wälzen.
7. Schokolade hacken und mit der Sahne in einem Topf bei niedriger Hitze schmelzen lassen.
8. Churros mit der warmen Schokoladensauce servieren.

# Trifle

- Zubereitungszeit: 20 Minuten
- Kühlzeit: 2 Stunden
- Portionsgröße: Für 8 Personen

## Zutaten :

- 500 g gemischte Beeren (z. B. Erdbeeren, Himbeeren, Blaubeeren)
- 200 g Löffelbiskuits
- 500 ml Vanillepudding
- 200 ml Schlagsahne
- 100 g Zucker
- 50 ml Orangenlikör
- Minzblätter zum Garnieren

## Anweisungen :

1. Beeren waschen und abtropfen lassen.
2. Löffelbiskuits in eine Schüssel legen und mit Orangenlikör beträufeln.
3. Vanillepudding über die Löffelbiskuits geben.
4. Beeren darauf verteilen.
5. Sahne mit Zucker steif schlagen und auf die Beeren geben.
6. Mindestens 2 Stunden im Kühlschrank kühlen.
7. Mit Minzblättern garnieren und servieren.

# Upside-Down-Ananaskuchen

- Zubereitungszeit: 20 Minuten
- Kochzeit: 40 Minuten
- Portionsgröße: Für 8 Personen

Zutaten :

- 1 Dose Ananasscheiben
- 100 g brauner Zucker
- 100 g Butter, weich
- 200 g Mehl
- 150 g Zucker
- 3 Eier
- 1 Päckchen Vanillezucker
- 1 TL Backpulver

Anweisungen :

1. Backofen auf 180 °C vorheizen.
2. Butter und braunen Zucker in einer Pfanne schmelzen lassen. Ananasscheiben darin anbraten, bis sie leicht karamellisiert sind.
3. Butter und Zucker in einer Schüssel cremig rühren. Eier hinzufügen und gut verrühren.
4. Mehl, Backpulver und Vanillezucker mischen und zur Butter-Zucker-Mischung geben. Gut verrühren.
5. Ananasscheiben in eine gefettete Springform legen und den Teig darüber geben.
6. Im vorgeheizten Ofen ca. 40 Minuten backen.
7. Abkühlen lassen und auf einen Teller stürzen.
8. Servieren.

# Ungarische Nusstorte

- Zubereitungszeit: 30 Minuten
- Kochzeit: 1 Stunde
- Portionsgröße: Für 8 Personen

Zutaten :

- 200 g gemahlene Walnüsse
- 200 g Mehl
- 150 g Zucker
- 150 g Butter, weich
- 4 Eier
- 1 Päckchen Vanillezucker
- 1 TL Backpulver
- 100 ml Milch

Anweisungen :

1. Backofen auf 180 °C vorheizen.
2. Butter und Zucker in einer Schüssel cremig rühren. Eier hinzufügen und gut verrühren.
3. Mehl, Backpulver und Vanillezucker mischen und zur Butter-Zucker-Mischung geben. Gut verrühren.
4. Gemahlene Walnüsse und Milch unterheben.
5. Den Teig in eine gefettete Springform füllen und im vorgeheizten Ofen ca. 1 Stunde backen.
6. Abkühlen lassen und servieren.

Getränke begleiten jede Mahlzeit und sind oft ein Genuss für sich. Von traditionellen griechischen Getränken bis hin zu erfrischenden Fruchtcocktails bieten diese Rezepte eine Vielfalt an Aromen und Erfrischungen.

# Agua Fresca

- Zubereitungszeit: 10 Minuten
- Portionsgröße: Für 4 Personen

## Zutaten :

- 1 Liter Wasser
- 500 g Melone, gewürfelt
- Saft von 2 Limetten
- 2 EL Zucker
- Eiswürfel

## Anweisungen :

1. Melonenstücke, Limettensaft und Zucker in einen Mixer geben und glatt pürieren.
2. Die Mischung durch ein feines Sieb in einen Krug gießen.
3. Wasser hinzufügen und gut umrühren.
4. In Gläser füllen, Eiswürfel hinzufügen und servieren.

# Aperol Spritz

- Zubereitungszeit: 5 Minuten
- Portionsgröße: Für 4 Personen

## Zutaten :

- 200 ml Aperol
- 300 ml Prosecco
- 100 ml Sodawasser
- Orangenscheiben
- Eiswürfel

## Anweisungen :

1. Eiswürfel in Gläser füllen.
2. Aperol und Prosecco zu gleichen Teilen hinzufügen.
3. Mit einem Spritzer Sodawasser auffüllen.
4. Mit einer Orangenscheibe garnieren und servieren.

# Blutorangen-Smoothie

- Zubereitungszeit: 10 Minuten
- Portionsgröße: Für 4 Personen

## Zutaten :

- 500 ml Blutorangensaft
- 2 Bananen
- 200 g Joghurt
- 1 EL Honig
- Eiswürfel

## Anweisungen :

1. Blutorangensaft, Bananen, Joghurt und Honig in einen Mixer geben und glatt pürieren.
2. In Gläser füllen und mit Eiswürfeln servieren.

# Birnen-Ingwer-Tee

- Zubereitungszeit: 5 Minuten
- Kochzeit: 10 Minuten
- Portionsgröße: Für 4 Personen

Zutaten :

- 1 Liter Wasser
- 2 Birnen, in Scheiben geschnitten
- 1 Stück Ingwer (ca. 3 cm), in Scheiben geschnitten
- 2 EL Honig

Anweisungen :

1. Wasser in einem Topf zum Kochen bringen.
2. Birnen- und Ingwerscheiben hinzufügen und 10 Minuten köcheln lassen.
3. Vom Herd nehmen und Honig einrühren.
4. Den Tee durch ein Sieb gießen und heiß servieren.

# Cranberry-Saft

- Zubereitungszeit: 10 Minuten
- Kochzeit: 15 Minuten
- Portionsgröße: Für 4 Personen

Zutaten :

- 500 g frische Cranberries
- 1 Liter Wasser
- 100 g Zucker
- Saft einer Zitrone

Anweisungen :

1. Cranberries und Wasser in einen Topf geben und zum Kochen bringen. Etwa 15 Minuten köcheln lassen, bis die Cranberries platzen.
2. Die Mischung durch ein feines Sieb in einen Krug gießen und den Saft auffangen.
3. Zucker und Zitronensaft hinzufügen und gut umrühren, bis sich der Zucker aufgelöst hat.
4. Abkühlen lassen und servieren.

# Detox-Wasser

- Zubereitungszeit: 10 Minuten
- Portionsgröße: Für 4 Personen

Zutaten :

- 1 Liter Wasser
- 1 Gurke, in Scheiben geschnitten
- 1 Zitrone, in Scheiben geschnitten
- Eine Handvoll Minzblätter
- Eiswürfel

Anweisungen :

1. Wasser, Gurken-, Zitronenscheiben und Minzblätter in einen Krug geben.
2. Gut umrühren und mindestens 1 Stunde im Kühlschrank ziehen lassen.
3. In Gläser füllen, Eiswürfel hinzufügen und servieren.

# Dattel-Milchshake

- Zubereitungszeit: 10 Minuten
- Portionsgröße: Für 4 Personen

Zutaten :

- 500 ml Milch
- 200 g Datteln, entsteint
- 2 Bananen
- 1 TL Zimt
- Eiswürfel

Anweisungen :

1. Milch, Datteln, Bananen und Zimt in einen Mixer geben und glatt pürieren.
2. In Gläser füllen und mit Eiswürfeln servieren.

# Fruchtpunsch

- Zubereitungszeit: 10 Minuten
- Portionsgröße: Für 4 Personen

Zutaten :

- 500 ml Orangensaft
- 500 ml Ananassaft
- 250 ml Apfelsaft
- 250 ml Sprudelwasser
- Eine Handvoll gemischte Beeren
- Eiswürfel

Anweisungen :

1. Orangensaft, Ananassaft, Apfelsaft und Sprudelwasser in einen Krug geben und gut umrühren.
2. Beeren hinzufügen und erneut umrühren.
3. In Gläser füllen, Eiswürfel hinzufügen und servieren.

# Grüner Smoothie

- Zubereitungszeit: 10 Minuten
- Portionsgröße: Für 4 Personen

Zutaten :

- 2 Handvoll Spinat
- 1 Apfel, entkernt und in Stücke geschnitten
- 1 Banane
- 200 ml Kokoswasser
- 1 TL Honig
- Eiswürfel

Anweisungen :

1. Spinat, Apfel, Banane, Kokoswasser und Honig in einen Mixer geben und glatt pürieren.
2. In Gläser füllen und mit Eiswürfeln servieren.

# Gurken-Minz-Limonade

- Zubereitungszeit: 10 Minuten
- Portionsgröße: Für 4 Personen

Zutaten :

- 1 Gurke, in Scheiben geschnitten
- Saft von 2 Limetten
- 2 EL Zucker
- 1 Liter Wasser
- Eine Handvoll frische Minzblätter
- Eiswürfel

Anweisungen :

1. Gurken, Limettensaft und Zucker in einen Mixer geben und glatt pürieren.
2. Die Mischung durch ein feines Sieb in einen Krug gießen.
3. Wasser und Minzblätter hinzufügen und gut umrühren.
4. In Gläser füllen, Eiswürfel hinzufügen und servieren.

# Himbeer-Mojito

- Zubereitungszeit: 10 Minuten
- Portionsgröße: Für 4 Personen

Zutaten :

- 200 g frische Himbeeren
- Saft von 4 Limetten
- 4 EL Zucker
- Eine Handvoll frische Minzblätter
- 200 ml weißer Rum
- 500 ml Sodawasser
- Eiswürfel

Anweisungen :

1. Himbeeren, Limettensaft, Zucker und Minzblätter in einen Krug geben und leicht zerdrücken.
2. Rum und Sodawasser hinzufügen und gut umrühren.
3. In Gläser füllen, Eiswürfel hinzufügen und servieren.

# Heißer Apfelwein

- Zubereitungszeit: 5 Minuten
- Kochzeit: 10 Minuten
- Portionsgröße: Für 4 Personen

Zutaten :

- 1 Liter Apfelwein
- 2 Zimtstangen
- 4 Nelken
- 1 Orange, in Scheiben geschnitten
- 2 EL Honig

Anweisungen :

1. Apfelwein, Zimtstangen, Nelken und Orangenscheiben in einen Topf geben und zum Kochen bringen.
2. Hitze reduzieren und 10 Minuten köcheln lassen.
3. Vom Herd nehmen und Honig einrühren.
4. Den Apfelwein durch ein Sieb gießen und heiß servieren.

# Holunderblütensirup

- Zubereitungszeit: 15 Minuten
- Kochzeit: 10 Minuten
- Kühlzeit: 24 Stunden
- Portionsgröße: Ergibt etwa 1 Liter Sirup

## Zutaten :

- 20 Holunderblütendolden
- 1 Liter Wasser
- 1 kg Zucker
- Saft von 2 Zitronen
- 2 EL Zitronensäure

## Anweisungen :

1. Holunderblütendolden gründlich abspülen und die dicken Stiele entfernen.
2. Wasser und Zucker in einem großen Topf zum Kochen bringen, bis sich der Zucker aufgelöst hat.
3. Vom Herd nehmen und Zitronensaft und Zitronensäure einrühren.
4. Holunderblüten hinzufügen und gut vermischen.
5. Den Sirup 24 Stunden ziehen lassen.
6. Durch ein feines Sieb in saubere Flaschen füllen und im Kühlschrank aufbewahren.
7. Zur Zubereitung einfach mit Wasser oder Sprudel verdünnen und servieren.

# Joghurt-Lassi

- Zubereitungszeit: 10 Minuten
- Portionsgröße: Für 4 Personen

## Zutaten :

- 500 g Naturjoghurt
- 500 ml Wasser
- 2 EL Zucker
- 1 TL gemahlener Kardamom
- Eine Prise Salz
- Eiswürfel

## Anweisungen :

1. Joghurt, Wasser, Zucker, Kardamom und Salz in einen Mixer geben und glatt pürieren.
2. In Gläser füllen und mit Eiswürfeln servieren.

# Johannisbeer-Smoothie

- Zubereitungszeit: 10 Minuten
- Portionsgröße: Für 4 Personen

## Zutaten :

- 200 g rote Johannisbeeren
- 2 Bananen
- 200 g Joghurt
- 1 EL Honig
- Eiswürfel

## Anweisungen :

1. Johannisbeeren, Bananen, Joghurt und Honig in einen Mixer geben und glatt pürieren.
2. In Gläser füllen und mit Eiswürfeln servieren.

# Kirschenlikör

- Zubereitungszeit: 15 Minuten
- Kühlzeit: 2 Wochen

- Portionsgröße: Ergibt etwa 1 Liter Likör

## Zutaten :

- 500 g frische Kirschen, entsteint
- 250 g Zucker

- 1 Zimtstange
- 500 ml Wodka

## Anweisungen :

1. Kirschen, Zucker und Zimtstange in ein großes Glas geben.
2. Wodka hinzufügen und gut umrühren.
3. Das Glas verschließen und 2 Wochen an einem kühlen, dunklen Ort ziehen lassen, gelegentlich umrühren.
4. Den Likör durch ein feines Sieb in saubere Flaschen füllen und servieren.

# Karamell-Milchshake

- Zubereitungszeit: 10 Minuten

- Portionsgröße: Für 4 Personen

## Zutaten :

- 500 ml Milch
- 200 g Vanilleeis
- 4 EL Karamellsauce

- 1 TL Vanilleextrakt
- Schlagsahne und Karamellsauce zum Garnieren

## Anweisungen :

1. Milch, Vanilleeis, Karamellsauce und Vanilleextrakt in einen Mixer geben und glatt pürieren.
2. In Gläser füllen und mit Schlagsahne und zusätzlicher Karamellsauce garnieren.

# Limetten-Ingwer-Soda

- Zubereitungszeit: 10 Minuten

- Portionsgröße: Für 4 Personen

## Zutaten :

- 1 Liter Mineralwasser
- Saft von 4 Limetten
- 2 TL frisch geriebener Ingwer

- 4 EL Zucker
- Eiswürfel

## Anweisungen :

1. Mineralwasser, Limettensaft, Ingwer und Zucker in einen Krug geben und gut umrühren, bis sich der Zucker aufgelöst hat.
2. In Gläser füllen und mit Eiswürfeln servieren.

# Mangolassi

- Zubereitungszeit: 10 Minuten
- Portionsgröße: Für 4 Personen

**Zutaten :**

- 2 reife Mangos, geschält und gewürfelt
- 500 g Joghurt
- 500 ml Wasser
- 2 EL Zucker
- 1 TL gemahlener Kardamom
- Eiswürfel

**Anweisungen :**

1. Mangos, Joghurt, Wasser, Zucker und Kardamom in einen Mixer geben und glatt pürieren.
2. In Gläser füllen und mit Eiswürfeln servieren.

# Melonen-Smoothie

- Zubereitungszeit: 10 Minuten
- Portionsgröße: Für 4 Personen

**Zutaten :**

- 500 g Melone, gewürfelt
- 2 Bananen
- 200 ml Kokosmilch
- 1 EL Honig
- Eiswürfel

**Anweisungen :**

1. Melone, Bananen, Kokosmilch und Honig in einen Mixer geben und glatt pürieren.
2. In Gläser füllen und mit Eiswürfeln servieren.

# Nektarinen-Limonade

- Zubereitungszeit: 10 Minuten
- Kochzeit: 5 Minuten
- Portionsgröße: Für 4 Personen

**Zutaten :**

- 4 Nektarinen, entsteint und gewürfelt
- 1 Liter Wasser
- Saft von 4 Zitronen
- 4 EL Zucker
- Eiswürfel

**Anweisungen :**

1. Nektarinen und Wasser in einen Mixer geben und glatt pürieren.
2. Die Mischung durch ein feines Sieb in einen Krug gießen.
3. Zitronensaft und Zucker hinzufügen und gut umrühren.
4. In Gläser füllen, Eiswürfel hinzufügen und servieren.

- Zubereitungszeit: 5 Minuten
- Kochzeit: 10 Minuten
- Portionsgröße: Für 4 Personen

## Zutaten :

- 1 Liter Wasser
- Saft von 4 Orangen
- Eine Handvoll frische Minzblätter
- 2 EL Honig

## Anweisungen :

1. Wasser in einem Topf zum Kochen bringen.
2. Minzblätter hinzufügen und 10 Minuten ziehen lassen.
3. Minzblätter entfernen und Orangensaft und Honig einrühren.
4. Den Tee heiß servieren oder abkühlen lassen und kalt genießen.

# Schlusswort

Zunächst möchte ich mich bei Ihnen bedanken, dass Sie diese kulinarische Reise durch die Aromen der kretischen Küche mit uns gemacht haben. Jede sorgfältig ausgewählte und zubereitete Rezeptur verkörpert das Wesen der mediterranen Küche, die für ihre gesundheitlichen Vorteile und ihren außergewöhnlichen Geschmack bekannt ist.

Die kretische Küche beschränkt sich nicht nur auf Zutaten oder Kochtechniken; sie ist eine wahre Feier des Lebens, der Natur und der Geselligkeit. Indem Sie diese Rezepte befolgen, übernehmen Sie nicht nur eine gesunde Ernährung, sondern umarmen auch eine Lebensweise, die Wohlbefinden, Gemeinschaft und Respekt für Traditionen schätzt.

Wir hoffen, dass Ihnen diese Rezepte genauso viel Freude beim Zubereiten wie beim Genießen bereiten. Möge jedes Gericht Sie an die sonnigen Landschaften Kretas, die lebhaften und farbenfrohen Märkte und die herzlichen Mahlzeiten im Kreise Ihrer Familie oder Freunde erinnern.

Setzen Sie Ihre kulinarischen Entdeckungen und Experimente fort und genießen Sie jeden Moment, den Sie in der Küche verbringen. Essen hat die Kraft, Menschen zusammenzubringen, Erinnerungen zu schaffen und die Seele zu nähren. Möge dieses Buch ein treuer Begleiter in Ihrem kulinarischen Abenteuer sein und Sie auf jeder umgeblätterten Seite inspirieren.

Guten Appetit und zum Wohl!

www.ingramcontent.com/pod-product-compliance
Lightning Source LLC
Chambersburg PA
CBHW081516250726
48659CB00009B/2838